中医问诊研究与临床应用

刘国萍　王忆勤　主编

上海科学技术出版社

图书在版编目（CIP）数据

中医问诊研究与临床应用 / 刘国萍，王忆勤主编
. -- 上海：上海科学技术出版社，2021.1
ISBN 978-7-5478-5065-7

Ⅰ．①中… Ⅱ．①刘… ②王… Ⅲ．①问诊一研究
Ⅳ．①R241.2

中国版本图书馆CIP数据核字(2020)第158499号

中医问诊研究与临床应用
刘国萍　王忆勤　主编

上海世纪出版(集团)有限公司
上 海 科 学 技 术 出 版 社 出版、发行
(上海钦州南路 71 号　邮政编码 200235　www.sstp.cn)
常熟市华顺印刷有限公司印刷
开本 787×1092　1/16　印张 11.75
字数 190 千字
2021 年 1 月第 1 版　2021 年 1 月第 1 次印刷
ISBN 978-7-5478-5065-7/R·2171
定价：58.00 元

本书如有缺页、错装或坏损等严重质量问题，请向工厂联系调换

内容提要

中医问诊研究与临床应用

　　问诊是中医学四诊之一,是获得证候信息的最主要手段。本书以问诊客观化研究最新进展为主线,系统阐述了问诊文献研究、规范化和客观化研究、临床应用研究及计算机和互联网技术的应用等内容。问诊理论发展的源头和鼻祖是《黄帝内经》,问诊文献是数千年来积累的丰富理论和临床经验的总结,是问诊知识的重要载体。对问诊理论的源流发展、问诊方法和技巧等文献进行梳理,可以为问诊的深入研究奠定基础。此外,本书整理了现代问诊采集方法和分析方法的最新研究成果,为问诊的现代化研究提供了有益借鉴。人工智能和互联网技术的发展,为问诊采集、诊断系统的研发提供了技术支撑,为远程诊疗提供了可能,在一定程度上拓宽了问诊的临床应用范围,对提高问诊临床应用价值具有重要意义。

编委会名单

主　编　刘国萍　王忆勤

副主编　颜建军　夏春明

编　委

许朝霞	燕海霞	郭　睿	梁颖瑜	徐　璀
钱　鹏	郝一鸣	张晓丹	许文杰	陈米珥
王又闻	付晶晶	闫秀丽	李学良	李雪平
徐玮斐	尚倩倩	顾巍杰	杨德才	董　伟
王寺晶	王　蕾	宋雪阳	黄太浩	姚　笛
赵婷婷	王骆震	郑　舞	胡亮亮	李媛媛
冯　路	刘　璐	朱春梅	王宏杰	陈　聪
曹　阳	郑义馨	牛竞斌	陈　佳	赵　进
陈　瑞	高　慧	徐　姿	盖　筱	

前　言

　　问诊是获得证候信息的最主要手段,在四诊中占有重要地位。特别是对于只有自觉症状而缺乏客观体征和因情志因素所致的疾病,问诊信息就显得更为重要,因此《景岳全书·十问篇》视问诊为"诊病之要领,临证之首务"。但由于中医问诊的症状范围广泛、主观性强等因素,在一定程度上影响其临床应用和继承发扬。随着数理统计学、计算机人工智能、数据挖掘等技术的迅猛发展,以及其在中医领域的交叉应用,问诊的规范化和客观化研究取得了新的进展。

　　本书作者及研究团队先后承担完成"十五"国家科技攻关计划、"十一五"国家科技支撑计划、国家自然科学基金等项目10余项,本书是课题组10余年问诊研究的成果总结。本书条理清晰,文献资料全面,具有一定的科学性和实用性。全书分为五章,第一章阐述中医问诊的文献研究及相关发展,涉及问诊理论的源流发展、问诊方法和技巧研究等;第二章论述了问诊症状术语及量化研究;第三章论述中医问诊规范化和客观化研究,其中包括信息采集的规范化研究、问诊信息处理方法研究与应用;第四章论述问诊的临床应用研究情况;第五章论述计算机及互联网技术在问诊的研究和应用。本书内容涉及中医学、数理统计学、计算机科学等多学科知识的交叉,从新的视角寻找问诊和现代数理统计及计算机技术的结合点,为中医诊断学、中医学的现代化研究提供了新的思路和方法,对推动中医问诊研究和临床规范应用具有重要意义。

　　本书可作为中医、西医、中西医结合医师,以及计算机领域、医疗仪器开发专业人员研究与工作的参考读物,亦可作为在校研究生、本科生科研和学习的教材。希望本书能够帮助读者更加深入地了解中医问诊及其规范化、客观化研究现状。

由于编者水平有限,书中难免有不妥和疏漏之处,恳请专家、同道和广大读者提出宝贵意见和建议,以利于今后不断修改和完善。

王忆勤

2020 年 9 月

于上海中医药大学基础医学院

目　录

第一章

问诊的理论溯源

问诊是中医学四诊之一,在四诊中占有重要地位。问诊是医生询问患者或陪诊者,了解疾病的发生、发展、治疗经过、现在症状和其他与疾病有关的情况,以诊察疾病的方法。因为很多症状及发病情况只有通过问诊才能获取,尤其是对于那些只有自觉症状而缺乏客观体征的疾病和因情志因素所致的疾病,问诊就显得更为重要。所以历代医家向来重视问诊,《景岳全书·十问篇》视问诊为"诊病之要领,临证之首务"。

问诊具有悠久的历史,早在《黄帝内经》中就有问诊的记载,可谓是问诊理论发展的源头和鼻祖。在《黄帝内经》81篇中,有7篇明确论述问诊,可见其中包含的问诊内容之丰富。后经过历代医家不断地完善和发展,至明清时期发展成熟,形成了完善的问诊内容和方法。

第一节　问诊理论的源流和发展

问诊理论[1-2]的形成以《黄帝内经》为开端,后经历代医家不断地完善和发展,形成了较为系统的理论体系,成为不可替代的中医诊断方法之一。

一、萌芽期

论及问诊,首推中医经典之首的《黄帝内经》,其中包含丰富的问诊内容。《灵枢·师传》最早提出"入国问俗,入家问讳,上堂问礼,临病人问所便",这里的"便"清代喻昌解释为"问其居处、动静、阴阳、寒热、性情之宜"。《素问·三部九候论》指出"必审问其所始病,与今之所方病,而后各切循其脉",强调脉诊与问诊相结合。《灵枢·邪气脏腑病形》言"问其病,知其处,命曰工",指出通过问诊而能知病之所在者,乃业医之良工,故"凡欲诊病者,必问衣食居处"(《素问·疏五过论》)。《素问·移精变气论》言"闭户塞牖,系之病者,数问其情,以从其意。得神者昌,失神者亡"。张志聪注曰:闭户塞牖,无外其志也。神舍于心,心性之动处,是谓情。志意者,所以御精神,收魂魄,适寒温,和喜怒,故无外其志,数问其情,以从其意,则得其神之存亡。指出问诊的方法,要医生和患者的态度都要专注耐心,并要创造问诊环境,使患者在无拘无束的安静环境中进行问诊,以尽得其情。又《素问·征四失论》:"诊病不问其始,忧患饮食之失节,起居之过度,或伤于毒,不先言此,卒持寸口,何病能中,妄言作名,为粗所穷,此治之四失也。"《素问·疏五过论》"凡诊病者,必问尝贵后贱,虽不中邪,病从内生,名曰脱营。尝富后贫,名曰失精……良工所失,不知病情。此亦治之一过也",指出问诊要详细了解发病原因、起病经过、患者生活环境、经历变迁、情志、饮食起居及毒物伤害等情况。批评不详问其情便草率诊病的做法,告诫医生要重视问诊,以避免失治、误治。此外,《素问·血气形志》提出详细了解患者血气形志的异同,确定病变部位,施用不同治法,如"形乐志苦,病生于脉,治之以灸刺。形乐志乐,病生于肉,治之以针石"。《灵枢·淫邪发梦》还论述了询问梦境以辨虚实的相关内容。可见,《黄帝内经》中有关问诊的论述颇丰,详细地阐述了问诊对于诊治疾病的重要性,并涉及问诊的具体方法及内容,为中医问诊理论奠定了坚实的理论基础。后《难经》在《黄帝内经》的基础上明确指出"问而知之谓之工"。《难经·六十一难》载有"望而知之谓之神,闻而知之谓之圣,问而知之谓之工,切而知之谓之巧",以望、闻、问、切为序,将问诊与其他三诊相比较,确立了问诊在四诊中的地位。又载"问而知之者,问其所欲五味,以知其病所起所在也",指出通过问诊,了解患者的发病原因和病变所在部位。

二、发展期

自《黄帝内经》以降,后世医家也尤重问诊,认为"问既是诊,亦是医",并在《黄帝内经》《难经》基础上多有发挥。尽管历史上没有出现论述问诊的专著,但有关的论述不断散见于诸家论著中。

至东汉时,张仲景总结了汉以前有关诊疗的经验,在《素问》《灵枢》理论的基础上,著成不朽专著《伤寒杂病论》,在此部著作中仲景高度统一了问诊的理论与实践。据专家统计,对太阳病的诊断,问诊所得资料约占 3/4,其资料全面、广泛,包括生理、心理、环境、社会、静止、动态等多方面信息。

继仲景之后,晋代皇甫谧在《针灸甲乙经》中对问诊的内容有所论述:"所问病者,问所思何也? 所惧何也? 所欲何也? 所疑何也? 问之要,察阴阳之虚实,辨脏腑之寒热。疾病所生,不离阴阳脏腑、寒热虚实,辨之分明,治无误矣。"继之,唐代孙思邈亦非常重视问诊在四诊中的地位,其在《备急千金要方》中指出"未诊先问,最为有准""问而知之,别病深浅,名曰巧医",并提出问诊要领,首先要求医家"安神定志,无欲无求",其次要待患者同亲人"不得问其贵贱贫富,长幼妍媸,冤亲善友,华夷智愚,普通一等,皆如至亲之想",成为后世医家临证的重要原则之一。

宋时出现了大量的医学专科病案,如钱乙的《小儿药证直诀》,载有 23 个病案,充分反映钱氏对问诊的重视及其问诊水平。又朱肱《类证活人书》、陈言《三因极一病证方论》对于问诊中问病因做了详细说明。

至金元之时,致力于问诊者,也颇不乏人。朱丹溪《丹溪心法》亦言:"凡治病,必先问平日饮食起居如何。"《格致余论》载有病案两则,同为积食,通过反复询问,其一"喜食鲤鱼,三年无一缺",其二"每日必早饮"。丹溪依据积食之不同,分别施治,显示其问诊水平之高超。李杲《东垣十书》云"中热消瘅,则便寒,寒中之属则便热。胃中热,则消谷,令人悬心善饥",详述辨寒热及辨手心、手背、口鼻、头痛等方法,以此辨外感和内伤,如"内伤及劳役饮食不节病,手心热,手背不热。外伤风寒,则手背热,手心不热。此辨至其皎然",并详述辨内伤饮食用药所宜所禁,如"其用药又当问病人,从来禀气盛衰,所伤寒物热物,是喜食而食之耶? 不可服破气药。若乘饥困而食之耶? 当益胃气。或为人所勉强食之,宜损血而益气也"。以上医家临证诊病皆尤重并尤擅问诊,但对问诊的内容及方法进行较为系统阐述的还不多见。

三、成熟期

至明清时,问诊的发展日趋成熟,系统阐述问诊的医家辈出,许多医家在总结前人经验的基础上,对问诊进行了系统的总结和概括,问诊逐渐形成了较为系统、完善的理论。如明代张三锡《医学准绳六要》言"凡诊病,必先问所看何人,或男或女,或老或幼,或婢妾,或童仆。次问得病之日,受病之原,及饮食胃气如何,便利如何,曾服何药,日间何如,夜寐何如",列出种种情形皆须详问,并重点介绍了患者在就诊时的表现及临床意义,如"问而不答必耳聋""问而懒言眣头,是中气虚",等等。又喻昌《医门法律》列"问病论"专篇,征引《素问》《灵枢》有关问诊论述,阐明问诊的临床意义,并在文末附禁律一条,指出一般医生不明问诊易犯的错误。李梴《医学入门》指出"从头至足须详问,证候参差仔细听",并具体列出所问纲要,指出"凡初证大纲未定,最宜详审,病者不可讳疾忌医,医者必须委曲请问,决无一诊而能悉知其病情也"。

这一时期对问诊有突出贡献者,当首推张景岳,其在《景岳全书》中对问诊内容及其辨证意义做了详细阐述,指出问诊"乃诊治之要领,临证之首务"。他总结前人经验,结合自己的临证心得,将问诊内容概括为比较全面而有重点的"十问歌":"一问寒热二问汗,三问头身四问便,五问饮食六胸腹,七聋八渴俱当辨,九因脉色察阴阳,十从气味章神见,见定虽然事不难,也须明哲毋招怨。"并以此"十问歌"传于后世。"十问歌"构思精妙,言简意赅,易于诵记,便于后学者掌握和运用,成为执岐黄之术者必诵的经典,对后世影响深远。"十问歌"为初学者提供了问诊之大纲,实为临证问诊入门之钥。然而"十问"中实际包括了望、闻、问、切四诊的内容,且问诊的内容也未尽详备,尚有需要完善之处。后清代陈修园《医学实在易》中收录了张心在修订的版本[3],张心在删除了张景岳所编原歌诀中不属于问诊内容的"脉色"和"气味",增添了妇、儿两类患者的特殊项目,改"十问歌"其文为:"一问寒热二问汗,三问头身四问便,五问饮食六问胸,七聋八渴俱当辨,九问旧病十问因,再兼服药参机变,妇女尤必问经期,迟速闭崩皆可见,再添片语告儿科,天花麻疹全占验。"今邓铁涛[4]主编的《中医诊断学》五版教材中收录了这首歌诀,已为广大中医药工作者和学生所熟悉,并广为流传,指导着现今的临证实践。

继明之后,清代林之翰《四诊抉微》亦列有问诊专论,征引张三锡、张景岳等人的问诊之论,并详加阐释,且特别指出问人品起居及嗜欲苦乐两项,对普及问诊知识有一定贡献。此外,周学海《形色外诊简摩》亦刊有"问法专论",对问诊的方法、理论均有所述或有所发挥,并强调问诊与脉诊合参:"按医者当问之事甚多,必须诊得脉真,然后从脉上理路问法,方得就绪;若海概问之,庸有当乎?"又《医法心传》《医原》等对问诊的内容也都做了详尽的说明。以上所述医家有关问诊的论述,其中大部分内容都还为现今临床所采用,仍具有较大的指导价值。《医宗金鉴》指出"望色只可以知病之处,非问不足以测病之情也",指出问诊较之望诊等其他诊法,有其自身的诊断价值。《寓意草》更对问诊项目做了详细记载,实为开问诊规范化之先河。

通过对问诊发展的源流进行梳理,可以看出中医问诊在《内》《难》基础上,历经数代,不断完善,为现代问诊的研究和发展提供了丰富的内容和坚实的基础。近年来,随着计算机技术的发展及中医四诊客观化的开展,中医问诊的发展无疑又获得了新的契机。问诊的源流和发展见表1-1。

表1-1 问诊源流和发展

发展阶段	历史时期	主 要 内 容	代表性著作	代表性医家
萌芽阶段	秦汉	提出"凡欲诊病者,必问衣食居处",并强调脉诊与问诊相结合	《黄帝内经》《难经》	—
理论初步形成	汉、唐、宋、晋、金、元	重视问诊在四诊中的地位,对问诊的内容有所论述	《伤寒杂病论》《备急千金要方》《针灸甲乙经》	张仲景、孙思邈、皇甫谧
理论成熟	明、清	系统阐述问诊的医家辈出,对问诊进行了系统的总结和概括,问诊逐渐形成了较为系统、完善的理论,"十问歌"问世	《医学准绳》《医门法律》《医学入门》《景岳全书》《医宗金鉴》	张三锡、喻昌、李梴、张景岳

(刘国萍)

第二节 问诊方法和技巧研究

问诊是审查病机的关键,问诊水平的高低与知识的掌握和运用、问诊的方法与技巧及临床实践的多少等因素有关。因此,临床中运用好问诊,在掌握问诊内容的同时,还应掌握好方法与沟通技巧,以提高问诊的效率,获取全面、准确的资料。《难经·六十一难》中说"问而知之谓之工",这个"工"字,在《说文解字》中指巧饰、技巧的意思。医生对问诊症状的询问是在一定语境中进行的,问诊效果受问诊语言技巧的影响[5]。在问诊中掌握好方法,恰当地运用一些问诊技巧,有时胜过药物。

一、问诊的方法

问诊主要是在疾病体征缺乏或不明显时,发现可供诊断的病情资料,或可供进一步检查的线索。同时,全面掌握与疾病有关的其他情况,通过问诊还可有目的地加以查询,以了解疾病的动态变化情况,扩充诊断资料,供全面综合分析,从而为医生正确分析病情,推断疾病部位、性质和正邪盛衰,进行合理治疗等提供可靠依据。问诊时需要注意以下方法。

1. **抓住主诉,全面询问** 医生在问诊时,既要重点突出,又要详尽全面。首先要认真、耐心倾听患者的叙述,抓住主诉,然后围绕主诉进行有目的、全面、细致的询问。如在了解到患者说最痛苦的症状是"胸口痛",应进一步询问其胸痛发作的诱因或加重因素、部位、性质、时间等。为准确地做出诊断,在重点询问主诉的同时,也要兼顾到患者的伴随症状,如饮食、睡眠、情志、大小便等全身情况,以免遗漏病情。有些症状如妇女的月经带下、精神情绪、工作压力,或生活习惯如抽烟饮酒、嗜食辛辣等,患者可能未作为痛苦和不适主动表达出来,但这些情况对于从整体把握病情及正确诊断有很大帮助,因而也应加以询问[6]。例如,石强[7]以"咳嗽"一症为例,提出应在复核主症的基础上,不但要问清症状之演变,症状之新久,咳嗽的时间、严重程度、缓解与加重因素,还应结合闻诊分析咳嗽的声音。除此之外,对于与肺系相关的伴随症状及其他伴随症状亦应详细询问。刘永辉[8]提出了针对内科病史的结构化问诊技巧,将需要的问诊内容划分为若干结构,每个结构内细分为若干要素,然后按结构要素内容进行问诊,能显著提高问诊的完成时间、病历完整性及正确性。

2. **边问边辨,问辨结合** 问诊的步骤和内容,实际也体现了医生辨证思维的过程。因此,医生在问诊过程中,要注重对患者叙述的症状进行分析,特别是此次就诊的最主要的症状或体征,结合应用其他望、闻、切三诊信息和现代检查,追踪新的线索,做到边问边辨,问辨结合,减少问诊的盲目性,有利于做出正确的诊断[9]。例如,患者最痛苦的症状为"胸口痛",应根据询问的诱因或加重因素(安静时或者夜间无明显诱因而发、活动、情志不遂、饮酒饱食、遇阴雨天、天气骤冷或骤感风寒)、部位(心前区、膻中、胸膺、痛引肩背内壁)、性质(绞痛、灼痛、刺痛、闷痛、胀痛、隐痛)及其他伴随症状,分辨其涉及的脏腑及性质的寒热虚实,以便做出准确的诊断。马艳君[10]在《中医诊断学》问诊实验教学中,把现病史的采集训练采用为常见症状的问诊,模拟问诊,边问边辨的方法,让学生切身体会运用中医问诊的特色内容,如问寒热、问疼痛性质、问是否喜按、问汗等,来辨别疾病的寒热虚实。

3. **鉴别诊断,避免误诊**　一个症状,可以有多种病因病机属性,这就决定了我们在分析具体病例某一症状的属性时,必须运用鉴别诊断的方法。这是正确进行辨证论治的关键步骤,是疾病与证候诊断中的重要环节之一。石强[7]提出在问诊时应将诊断与鉴别诊断交织进行,以免误诊。例如"口渴"一症,其产生机制就有热伤阴津、暑伤阴津、火伤阴津、燥伤阴津、水聚津液的不同。口渴的各种异常现象与疾病的病因、机制等属性有一定程度上的相关性。李青等人[11]依据"症状鉴别诊断"和"证候鉴别诊断"对外感发热类疾病进行问诊研究,将问诊程序分为两步:第一步,患者本人或陪同家属详细诉说患者病情;第二步,医生先围绕主诉进行相应鉴别,然后再整体问诊。这样不但内容详尽,而且设定前后顺序,使之成为一套问诊程序,可以大大避免医生漏诊、误诊。

二、问诊的技巧

有技巧的问诊犹如设计科学的桥梁,保证医患之间的沟通通畅。医生与患者之间有效的沟通,不但能全面、准确获取患者的资料,而且有助于提高医生的临床技能、患者的满意度及其对治疗的依从性。要做到这种有效的沟通,不仅以坚实的中医专业知识和丰富的实践经验为前提,还与问诊者本身的修养及以下问诊技巧有关。

1. **与患者感同身受**　美国医生特鲁多曾说过,"有时去治愈,常常去帮助,总是去安慰"。医生可以把医学仪器的检查报告作为诊断和制定治疗方案的依据,但不能对患者的身心问题视而不见。建立一种自由、真诚、平等的融洽氛围,不仅能让就诊者放松心态,以便其无保留、无顾忌地叙述病情,而且能使收集的病史可靠、准确。融洽氛围的建立,医生要体察、理解患者的疾苦,耐心听取患者描述自己的身体症状和内心的痛苦,使患者感到亲切,愿意主动陈述病情。王静等人[12]开展了全科医学 RICE 问诊模式的研究,即 reason(原因)、idea(想法)、concern(担心)、expectation(期望),改变了以往的问诊模式,不仅关注疾病本身,而且通过患者的自由表达,医生可全面了解患者身心出现的不适体验以及倾听患者的需求,提出针对性的心理关怀和治疗策略。黄朝宗[13]通过创新性问诊方法与哲学思维、语言形体艺术、人文社会科学、中医文化核心价值观、三好一满意、积极心理学紧密结合,加强医患之间语言的沟通交流,能够明显提高患者满意度。

在问诊中避免不了要询问患者的姓名、联系电话、住址、所患疾病、症状、诊疗经过等信息,特别对于传染性疾病、恶性肿瘤、隐私部位、身体有残缺的患者。所以,在问诊时要选择独立空间或隔离的环境,一方面能保护患者的隐私;另一方面医生能够集中精神询问病情,患者也能向医生倾诉其病情本末。有些医生在问诊或者讨论病情时,并不在意周围有没有人或是想着要避开人。这样患者在诉说病情时就有所顾虑,不利于病情资料的全面收集。要想患者所想,与患者感同身受,这样才有利于问诊的更好展开。

2. 口语—术语之间的应用转换　口语—术语之间的转换是否准确与规范,是能否实现有效沟通、准确获得患者病情资料的重要保障。由于长期从事临床工作,有许多医学专用名词都成为医生的口头语,如询问患者是否有"心悸",患者很可能会理解成询问"心急"或"心机"。所以在问诊时,积极运用专业知识了解患者病情的同时,又要注意患者的感受和心理状态的变化,发现患者在理解上出现问题时,要马上解释。同时要注意帮助患者提高战胜疾病、克服困难的信心,避免给患者带来不良刺激。使用简单、明了,患者易于理解与接受的口语化语言,力求患者能够准确的回答,又要充分明白患者所想要表达的意思,并进行核实。经确认后,用规范的专业术语,准确记录下来,为进一步的检查辨证、辨病、鉴别诊断提供相关资料和依据。胡广芹等人[14]提出规范中医问诊症状医患会话用语,将问诊医学术语转化为通俗易懂的日常用语,借助书面量表条目形式和以普通话口头语言为交流工具的方法,使医患之间获得正确理解中医问诊症状的语意,使中医问诊症状传载信息的效能得到进一步提升,有效提高医患沟通的效率,促进中医诊断水平的提高。

3. 恰当利用非言语行为　非言语沟通是通过人体语言,包括身体动作、面部表情、语气语调、仪表服饰及空间距离等方式,进行信息交流的一种沟通方式。人与人之间避免沟通是不可能的,即使沉默不语或者静止不动,都在表达一些信息。有心理学家指出,一般信息传递的总效果,7%取决于言语内容,38%取决于语调语速,55%取决于表情动作[15]。而且,当非言语信号与声音信号不一致时,人们更相信非言语信号所传递的信息,可见非言语沟通的重要性。

(1) 医生的非言语信息:希波克拉底就曾强调医生着装要整洁、得体。优雅得体的举止和规范的行为能够展现自身的修养和智慧,帮助自己赢得患者的尊敬信任,并给沟通营造良好的氛围。在问诊中,一般要选择得体、文雅的社交坐姿或站姿,给患者以良好的印象。胡广芹[16]通过采集中医专家与患者问诊过程中医患交流的信息,归纳影响问诊效果的非语言因素共性规律,得出问诊是在一定语境中进行的,影响问诊效果的非语言因素主要包括礼仪、坐姿、目光、心态、倾听、医患距离等。医生恰当地使用这些非言语行为,起到调节信息的作用,能使患者在问诊的过程中产生信赖和好感。

(2) 患者的非言语表达:在与患者交流的过程中,要留心观察患者口头上的或视觉上的线索,即患者所说的以及他们没有说出来的,包括他们讲话的语调、面部表情、姿势以及他们的动作。如伴有焦虑的患者多眉头紧锁,一副痛苦纠结状面容,伴有抑郁的患者多情绪低落、垂目低眉、行动稍迟缓等。这些线索都是患者隐蔽或不太隐蔽的思维程序的标识。识别它,并且在倾听的同时,医者要适当地给予语言和非语言形式的反馈,会提高医生的诊疗效果。

三、强化问诊技能的教学研究

近年来,有学者做了关于强化学生问诊技能的教学研究,已成功探索并开展了一些针对学生问诊技能实训的教学模式,以利于医学生进入临床后能熟练应对真正患者的问诊。另外,问诊与现代软件技术相结合,可提高问诊的质量与效率,有利于更好地进行临床问诊与沟通。

1. PBL 教学模式　以问题为导向的教学方法(problem-based learning,PBL),是基于现实世界的以病例为先导、以问题为基础、以学生为主体、以教师为导向的教育方式,1969 年由美国的神经病学教授 Barrows 在加拿大的麦克马斯特大学首创,打破了学科界限,并围绕问题展开讨论。近年来有许多PBL 教学法应用于高等医学院校教学研究的报道。阴赪茜等人[17]在医患沟通有关问诊技巧的教学实践中通过 PBL 教学模式进行见习带教,使课程设计更注重趣味性和参与性,能够启发医学人文思考能力并促进思维多元化发展,对医学生掌握问诊中的沟通技巧、培养良好的医患沟通能力具有积极作用。曹彦[18]指出在中医诊断学"问诊"实训中采用 PBL 教学法,具有以下优点:激发学生的学习兴趣、培养学生自学的能力、加强学生的自信心。另有学者在实施中医问诊教学方法的改革[19-20],同样采用了 PBL 教学模式,真正达到中医诊断学问诊部分的教学目的,提高了学生的中医问诊技能。

2. 角色扮演　角色扮演是一种情境模拟活动,具有时间方便、过程可控、可重复、可调节等优点。在教学过程中通过这种参与式的教学方法,使学生在真实的模拟情境中,体验某种行为的具体实践。扮演过程能锻炼学生的人际沟通能力,面对不同社会角色、不同文化素养、不同性格特点的患者灵活运用问诊的方法和技巧。巴哈尔·哈德尔等人[21]对《中医诊断学》模拟问诊实验教学的优势研究,让学生扮演不同的角色,如患者、医生、护士、家人、实习生等,经过充分的课前准备,在问诊实验课上进行表演,教师旁听、记录、评分,必要时加以指导,表演结束进行点评。对比传统的问诊实验,模拟问诊实验教学法有助于提高医学生的问诊技能及医患沟通能力。黄思敏等人[22]探讨了学生角色扮演教学法在提高医学生问诊能力中的作用,研究结果显示,学生角色扮演教学法有助于学生在较短时间内掌握常见症状的问诊要点和医患沟通的基本技巧,增强学生面对患者问诊的信心,值得推广。另有学者研究,角色扮演与翻转课堂相结合的问诊教学模式[23]、PBL教学模式＋角色扮演教学法[24]、情景模拟与强化训练相结合[25]等方法,均能提高问诊教学效果与学生的问诊技能。

3. SP 的应用　标准化病人(standardized patient, SP),又称为模拟病人(simulated patient),指从事非临床医疗工作的正常人或轻症患者,经过培训后,能够准确表现患者的临床症状、体征和病史,具有被检查者、评估者和指导者3种功能,又分为职业标准化病人、教师标准化病人、简易标准化病人、学生标准化病人以及电子标准化病人[26]。在美国和加拿大,70%的医学院都不同程度地使用了这种病人教学,甚至还用于住院医生的毕业后教育[27]。吴凡等[28]采用SP对医学生进行问诊技能训练,可以使学生得到系统的问诊内容及问诊技巧训练,促进医患交流能力的培养。SP能够让学生们较早即开始问诊内容的学习及相应的技能训练,由教师制定病例,学生分组对SP进行问诊练习。在此过程中,学生可逐渐实现由学生到医生的角色转换,再通过SP的评估和反馈指导,反复训练使学生逐步掌握问诊的内容与技巧,如如何向患者介绍自己,如何使用过渡性语言,如何安慰患者,如何更好地获取病史资料等。例如,在询问"个人史"时,会涉及患者的个人资料,甚至是隐私,若不懂沟通技巧,就很容易被患者误解而拒绝回答。SP还可以模拟特殊情况,如恐惧、焦虑、愤怒、敌意、不合作等,培养学生应对各种特殊情况,引导学生如何观察患者、安慰患者,如何消除患者的顾虑、尊重患者隐私,通过培养学生的人文关怀和沟通技巧,从而获得信任并建立良好的医患关系。戴杏等人[29]将SP与病例引导教学(CBL)模式相结合,提高了诊断学问诊实验教学质量。

4. 问诊与现代软件技术相结合 随着科学技术的发展,使计算机网络、人工智能、虚拟现实等技术作为辅助手段应用于教学成为可能。何建成等人[30]开发与研究了计算机中医问诊系统,系统涉及计算机技术、智能信息处理技术和中医理论,特别涉及一种利用计算机进行中医问诊的方法。该系统有利于医务工作者临床问诊的规范化,还可以根据问诊初步判断的结果有目的地采集其他临床信息,提高临床医生的辨证准确性和速度。马洪明等人[31]通过收集临床典型病例资料,按照问诊规范和要求设计"问"和"答",采用 Visual C++设计软件,设计了一个通过文本输入和输出,逐步应答,自动运行的模拟问诊软件,并在实习学生中应用,收到良好教学效果。谢宁等人[32]借助多媒体编程和虚拟现实等现代教育技术研制了中医问诊模拟训练系统,学生可通过语音输入或者文本输入相应的问诊信息,系统根据关键字锁定相应的病例,依次输出患者的体征参数,学生根据各项参数,初步确定患者病证类型,并最终给出问诊结果,最后,系统会根据学生给出的诊断结果进行评价,给出实际病例的确诊结果。该系统将抽象的、深奥的学习内容具体化、形象化,使学生直接感知临床问题,更容易理解临床病例,避免了将抽象语言转换为自己知识的复杂过程,大大缓解了学生问诊实践的需求矛盾。

四、心理学在中医问诊中的应用

在当代医学模式由生物—医学模式向生物—心理—社会—医学模式转化的趋势下,心理学知识和技术越来越与人类健康、预防和治疗躯体疾病的发生、发展紧密相连。问诊是中医临床诊查疾病的重要方法之一,也是望、闻、问、切四诊法之一。当患者走进中医诊室,医生与患者的正式交流便开始于问诊。在中医诊病过程中,问诊不仅是医生向患者了解病情的诊察方法,更是医生与患者面对面互动交流的平台[33]。这种互动的问诊过程,已不局限于对患者生物因素的诊察,还考虑了患者心理和社会因素在疾病发生和发展中的作用。问诊是中医临床诊察疾病的重要方法之一。在内容上,中医问诊涵盖了对患者生物、心理和社会因素的全面观察和分析;在方式上,中医问诊重视患者主诉,并对患者主动而有针对性地询问和沟通。中医问诊是医生与患者主动交流互动的平台,体现了现代生物—心理—社会—医学模式,对当前医学模式转变和医患关系改善有重要的参考意义[34]。

黄朝宗等[35]运用传统中医问诊方法和创新性问诊方法分别设置对照组和

临床观察组,创新问诊方法与哲学思维,积极与心理学紧密结合,加强医患之间语言的沟通交流。观察组患者满意度为98%,对照组满意度为75%,具有显著差异性,发现运用了心理学知识的问诊方法,加强了医患之间的沟通交流,能够明显提高患者满意度。誉明杰等[36]认为将问诊与社会研究方法学的开放式访谈有机结合,不仅可以提高中医问诊的效率,帮助临床医师更快捷地抓住主要信息、协助诊断和处方,而且可以通过对问诊获取的信息记录格式的转化,应用于疗效评价,有效促进临床诊疗。符永川[37]认为在心理疾病诊断当中,心理医生应该巧妙应用谈话技巧,准确运用开放性问题与封闭性问题,并认为具体可以采用结构式和非结构式两种问诊模式。

古人云"一言可以兴邦,一言可以丧国",医生的言语在问诊中发挥着重要的作用。由于各种检查仪器的大量使用,医生对于疾病的诊断往往依赖于检查仪器,导致医生与患者之间的交流与沟通减少。医务人员应顺应时代发展的要求,在保证医术的同时,也应发扬医学的人文精神,从丰富人文知识、提高语言艺术、增强语言能力等沟通实践开始。在问诊中恰当地使用一些方法和技巧,努力提高自己的人文素养,为在临床第一线建构和谐的医患关系做出自己的努力。

(燕海霞　李媛媛　王又闻)

第三节　问诊的古代文献记载

中医问诊最早在《黄帝内经》中就有丰富的记载,经历代医家不断的发展和完善,这些丰富的问诊文献都保存在古籍资料中,梳理古代文献中问诊的相关内容,可以为问诊的规范化和客观化研究提供有益的资料和思路。

一、《黄帝内经》中记载的问诊理论

《黄帝内经》[38]中记载了大量关于问诊内容和方法的条文,对问诊的理论和实践的发展和成熟具有重要影响。

1. **问诊的意义**　问诊能够让医生了解患者足够详细的资料,这是其他三诊无法做到的。在《素问·举痛论》就提到:"令言而可知,视而可见,扪而可得。"在临床诊病时,只有完全了解患者发病过程、治疗经过,才能正确推断致

病原因和病情变化,进而进行治疗。如《素问·八正神明论》中提到"问其所病,索之于经,慧然在前",这也是为什么要一直强调问诊在诊断中的重要性。除此之外,问诊也是医生和患者唯一交流的方式,一次积极而有意义的交流,对于患者放下戒备、树立信心,有很重要的作用。

2. 问诊的方法 医生在临床问诊时需要根据患者的主诉,有目的地进行询问,询问时也可以运用一些方法,这能保证医患之间的沟通顺畅,全面准确获取患者的资料,而且有助于提高患者的满意度和对治疗的依从性。除此之外,问诊还需要注意以下几种情况:① 在问诊时,应当选择安静的环境,如《素问·移精变气论》中就已经提到"闭户塞牖,系之病者,数问其情,以从其意",在这个越来越重视个人隐私的时代,一方面可以保护患者隐私不被他人所知,另一方面医生能够集中精神询问病情,患者也能向医生倾诉其病情本末。② 在问诊时,应当抓住重点。《素问·三部九候论》谓:"必审问其所始病,与今之所方病。而后各切循其脉,视其经络浮沉,以上下逆从循之。"可以看出,《黄帝内经》强调医生在诊察患者时,必须细审患者开始时的症状,还有现在的症状,不是漫无目的地泛泛而问,而是有目的、有步骤地询问。③ 应当关注患者的心理健康,如《素问·疏五过论》中记载:"诊有三常,必问贵贱,封君败伤,及欲侯王。故贵脱势,虽不中邪,精神内伤,身必败亡。始富后贫,虽不伤邪,皮焦筋屈,痿躄为挛。医不能严,不能动神,外为柔弱,乱至失常。"现代生活压力巨大,情志所伤之人也多,医生应该在问诊中敏锐地发现此类异常,并加以开导。

3. 问诊的内容 问诊是医生通过对患者或其陪诊者进行有目的的询问,以了解病情的一种方法[9]。问诊主要内容一般包括一般情况、主诉、现病史、既往史、个人生活史、家族史等。在《素问》《灵枢》中,有诸多关于问诊的论述,具体内容整理如下。

(1) 一般情况:问诊时最先了解的是一般情况,通常包括性别、年龄、婚否、民族、职业、籍贯、住址等。《灵枢·天年》叙述了人生老病死的过程,在不同的阶段,脏腑的气血盛衰也不同,所以问诊时,要根据患者的年龄来判断当前身体的变化是否符合人的正常发展规律。《素问·示从容论》中也说道:"夫年长则求之于府,年少则求之于经,年壮则求之于藏。"即使面对同一疾病,老年、壮年、青年分别从五脏、六腑、经络来进行治疗。《素问·异法方宜论》:"黄帝曰:医之治病也,一病而治各不同,皆愈,何也?岐伯对曰:地势使然也。故东方之域……其病皆为痈疡,其治宜砭石……西方者……故邪不能伤其形体,其病生于内,其治宜毒药……北方者……藏寒生满病,其治宜灸芮……南方者……其病挛痹,其治宜微针……中央者……故其病多痿厥寒热,其治宜导引按蹻。"《素问·五常政大论》:"帝曰:一州之气生化寿夭不同,其故何也?岐伯曰:高下之理,地势使然也。"从这两处原文可以看出,东南西北中地域不同,会产生不同的气候及生活习惯,从而导致不同的疾病。现在人口地域流动性大以及互联网远程问诊平台普及,医生接诊的患者来自全国甚至世界各地,更应该重视地域差别。

(2)主诉:主诉是就诊时最痛苦的症状和体征。《素问·刺疟》:"刺疟者,必先问其病之所先发者,先刺之。先头痛及重者,先刺头上,及两额、两眉间出血。先项背痛者,先刺之。先腰脊痛者,先刺郄中出血。先手臂痛者,先刺手少阴、阳明十指间。先足胫酸痛者,先刺足阳明十指间出血。"这里用疟病举例,凡用针刺治疗疟病时,一定要先问患者最开始有什么症状,发病时间是什么时候,以及痛在何处,再进行针刺治疗。《素问·长刺节论》中也提到:"刺家不诊,听病者言,在头,头疾痛,为藏针之。"如果患者的主诉是头部剧烈疼痛,那么针刺头部,刺至骨,就可以痊愈。

(3)现病史:一般指患者的发病情况,病变过程,诊治经过。《素问·三部九候论》中记载:"必审问其所始病,与今之所方病,而后各切循其脉,视其经络浮沉,以上下逆从循之。"《素问·疏五过论》:"凡诊者必知终始,有知余绪,切脉问名,当合男女。"都表达了诊治疾病,必须了解其发病初期和现在的病情,又要知其病之本末,还强调了医者在问诊时,一定要结合脉诊。而在《素问·标本病传论》中:"夫病传者,心病先心痛,一日而咳,三日胁支痛,五日闭塞不通,身痛体重;三日不已,死。冬夜半,夏日中……诸病以次是相传,如是者,皆有死期,不可刺。间一藏止,及至三四藏者,乃可刺也。"所述为疾病的传变过程,只有了解各种疾病相传次序,在诊治过程中了然于胸,每个阶段采取适宜的手段来阻止恶化,才可治愈疾病。

(4)个人生活史:个人生活史包括生活经历、精神情志、饮食起居、婚姻生育等。如《素问·征四失论》中记载:"不适贫富贵贱之居,坐之薄厚,形之寒温。不适饮食之宜,不别人之勇怯。不知比类,足以自乱,不足以自明,以治之三失也。诊病不问其始,忧患饮食之失节,起居之过度,或伤于毒。不先言此,卒持寸口,何病能中。妄言作名,为粗所穷。此治之四失也。"这里把治疗失败的一些常见原因做了梳理,最常见的原因就是医生没有详细问诊,没有了解患者的饮食起居、环境差异、体质差异便贸然治疗,自然取不到好的疗效。

《素问·五脏别论》中记载:"凡治病必察其下,适其脉,观其志意与其病也。"这里也提到了诊疗一定要问询大、小便的情况,还强调了结合脉诊。通过观察排便情况,不仅可以了解脾胃及其他脏腑的功能情况,还可以估计病情的轻重和预后。小便的颜色、频数以及量,可以辅助判断机体的气血津液、疾病的寒热属性。比如在《灵枢·师传》中记载:"岐伯曰:夫中热消瘅则便寒,寒中之属则便热……肠中热则出黄如糜……肠中寒则肠鸣,飧泄,胃中寒,肠中热则胀而且泄,胃中热,肠中寒则疾饥小腹痛胀。"通过询问患者大便是黄如糜还是清稀如渣,可以判断其为肠中寒或热;若腹胀且腹泄,则为胃寒肠热;若易饥腹痛,则为胃热肠寒。《素问·疟论》:"帝曰:时有间二日或至数日发,或渴或不渴,其故何也?岐伯曰:其间日者,邪气与卫气客于六腑,而有时相失,不能相得,故休数日乃作也。疟者,阴阳更胜也,或甚,或不甚,故或渴,或不渴。"疾病过程中口渴和饮水,与机体津液盈亏输布、脏腑阴阳盛衰都有关,对临床疾病的诊断具有重要意义。

《黄帝内经》中还记载了有关梦的内容,如《灵枢·淫邪发梦》提到:"正邪从外袭内而未有定舍,反淫于藏,不得定处,与营卫俱行,而与魂魄飞扬,使人卧不得安而喜梦。"可以看出,做梦的内容往往是机体某些生理或病理变化的体现。《素问·脉要精微论》中写到:"是知阴盛则梦涉大水恐惧,阳盛则梦大火燔灼,阴阳俱盛则梦相杀毁伤;上盛则梦飞,下盛则梦堕;甚饱则梦予,甚饥则梦取;肝气盛则梦怒,肺气盛则梦哭;短虫多则梦聚众,长虫多则相击毁伤。"通过分析患者所述不同的梦境,可以判断人体脏腑功能的强弱,阴阳正邪之盛衰。现代研究也表明,反复出现同一梦境可能是疾病的先兆,这对于诊断疾病也有一定参考价值。

(牛兢斌　郑义馨)

二、《景岳全书》中记载的问诊理论

张景岳是明代著名医家,学术思想主要为"阳非有余,阴常不足",是温补学派的代表人物,著有《类经》《类经图翼》《类经附翼》《景岳全书》《质疑录》等中医学经典著作。裘沛然曾赞叹道"景岳学说的成就是极为可贵的",且将《景岳全书》譬为宝山。任应秋也推崇"明代医家,根底较深者,首推张介宾"。张景岳所著《景岳全书》[39]是一部综合性的医学巨著,包含理论、本草、成方、临床各科疾病,《景岳全书·传忠录》及《景岳全书·脉神章》对现代中医诊断学有着十分重要的贡献,尤其是《景岳全书·传忠录》中的"十问歌",歌诀朗朗上口,至今仍为中医学院校教材中的必修内容。

《景岳全书》选《黄帝内经》《难经》《伤寒论》《金匮要略》等诸多经典之论,又博采后世历代医家精义,并结合临证经验自成一家,丰富了中医藏象辨证论治理论。张景岳严谨治学,实事求是,尊古而不泥古。《景岳全书·伤寒典》曾言:"有此法未必有此证,有此证未必有此方。"在四诊部分,张景岳首重问诊,擅长脉诊的张景岳将《十问篇》放在《脉神章》之前,足可见其对问诊的重视。

1. **问诊的意义** 《景岳全书·传忠录》中的"十问歌",是张景岳总结自己临床最为重要的经验,实用价值很高,是临床诊断之首务也。作为医者必须明白问诊的重要性,因此在《十问篇》开头直接点题,认为"十问歌"乃"诊治之要领,临证之首务也。明此十问,则六变具存,而万病形情俱在吾目中矣"。张景岳将问诊单独列为一节来论述,不仅是教授后人问诊的具体内容,也让后人认识到问诊乃至为医之道的重要性。当然医者也不能单独依仗某一诊法而忽视了四诊合参,因此在《景岳全书·病家两要说》中也提到"废四诊者,犹瞑行之瞎马"。

2. **问诊的内容** 下面我们依据张景岳"十问歌"的分类来分别论述问诊中的具体内容,"一问寒热二问汗,三问头身四问便,五问饮食六问胸,七聋八渴俱当辨,九因脉色察阴阳,十从气味章神见。见定虽然事不难,也须明哲毋招怨"。张景岳的"十问歌"虽然名为十问歌,实际上包含了望、闻、问、切四部分内容,此处只探讨问诊相关的部分,脉色、气味不作论述。

(1) 问寒热:问寒热的重点应当辨邪在表在里、辨寒热虚实。张景岳之所以要将辨寒热放在问诊中的第一位,主要是寒热是辨别病邪性质、机体阴阳盛衰及病属外感或内伤的重要依据。正如张景岳《景岳全书·传忠录》中记载:"人伤于寒则病为热,故凡外证发热多为外感,而内证发热者,多属阴虚,外寒者,阳亏于表,内寒者,火衰于中。而热者多实,而虚热者最不可误;寒者多虚,而实寒者间亦有之。"

《景岳全书·伤寒典》亦记载了张景岳在诊治伤寒患者时如何通过寒热之象来进行诊断:"凡初诊伤寒者,以其寒从外入,伤于表也……初必发热,憎寒无汗,以邪闭皮毛,病在卫也。"

(2) 问汗:《景岳全书·传忠录》:"问汗者,亦以察表里也。凡表邪盛者必无汗。而有汗者,邪随汗去,已无表邪,此理之自然也。故有邪尽而汗者,身凉热退,此邪去也。有邪在经而汗在皮毛者,此非真汗也。有得汗后,邪虽稍减,而未得尽全者。犹有余邪,又不可因汗而必谓其无表邪也。须因脉证而详察之。"其要点在于出汗与否以及汗的特点,体现了外邪与正气之间的关系。出汗可以作为正盛邪去的表现,但是也有汗出而邪不退的情况,这时还应结合脉诊来进行诊断。

在此同时,张景岳指出,问诊时,虽知汗出,然而犹须辨明汗出彻否。"各经表证,凡有汗出不彻者,皆未足言汗。盖邪未尽去,其人必身热不退,而仍觉躁烦,或四体酸疼,坐卧有不安者,以汗出不彻故也"。若要进一步辨明汗出是否彻底,则不能单凭问诊,尚需结合脉诊参详:"但诊其脉紧不退,及热时干燥无汗者,即其证也,仍宜汗之。"

除此之外,张景岳在《景岳全书·伤寒典》中还指出问汗时应当注意一种大凶之兆,即《黄帝内经》所言之阴阳交:"如果汗透而热仍不退,或汗后身热愈甚者,是即所谓阴阳交,魂魄离,大凶之兆也。"

(3) 问头身:"问其头可察上下,问其身可察表里。"张景岳认为分析头部症状可察上下,问身体状况可察表里,在《景岳全书·杂证谟》中,张景岳专门提到:"凡诊头痛者,当先审久暂,次辨表里。"所以问诊时也要注意疾病的发展过程,比如初次头痛时间,疼痛持续时间,是哪种类型的头痛,甚至头痛的部位都要仔细问到。张景岳写到:"凡外感头痛,当察三阳、厥阴。盖三阳之脉俱上头,厥阴之脉亦会于巅,至若内伤头痛,则不得以三阳为拘矣。"我们可以通过询问患者头痛的具体部位来确定归经,而明确了归经,不管是针灸治疗亦或者是处方开药,都可以更有针对性。

《景岳全书·杂证谟》记载了一个关于腰痛的病案,"尝治一董翁者,年逾六旬,资禀素壮,因好饮火酒,以致湿热聚于太阳,忽病腰痛不可忍,至求自尽,其甚可知。余为诊之,则六脉洪滑之甚,且小水不通而膀胱胀急,遂以大厘清饮倍加黄柏、龙胆草,一剂而小水顿通,小水通而腰痛如失"。患者的主诉为身痛腰痛,痛至求自尽,从惯有的治疗思路进行医治必然无效,张景岳通过详细的问诊,厘清头绪所在,药到病除。

(4) 问二便:《景岳全书·传忠录》中记载"二便为一身之门户,无论内伤外感,皆当察此,以辨其寒热虚实",可见张景岳认为通过问二便,可以了解患者疾病的基本情况,普适性很高,应当详细问明。

当欲行下法时,问二便更是具有举足轻重的意义。"二便皆主于肾,本为元气之关,必真见实邪,方可议通议下,否则最宜详慎,不可误攻。"下法使用的前提在于务必判断其确有实邪,否则正气经由二便脱出,伤及元气,后果不堪设想:"使非真实而妄逐之,导去元气,则邪之在表者反乘虚而深陷,病因内困者必由泄而愈亏。"

对于如何通过大便而审详可攻与否,张景岳也有详细记载:"后阴开大肠之门,而其通与不通,结与不结,可察阳明之实虚,凡大便热结而腹中坚满者,方属有余,通之可也。若新近得解而不甚干结,或旬日不解而全无胀意者,便非阳明实邪。观仲景曰:大便先硬后溏者不可攻。可见后溏者,虽有先硬,已非实热,矧夫纯溏而连日得后者,又可知也。若非真有坚燥痞满等证,则原非实邪,其不可攻也明矣。"

除此之外,张景岳详细论述了通过问小便颜色而判断病家寒热状态的方法:"凡小便,人但见其黄,便谓是火,而不知人逢劳倦,小水即黄;焦思多虑,小水亦黄;泻痢不期,小水亦黄;酒色伤阴,小水亦黄。使非有或淋或痛,热证相兼,不可因黄便谓之火,余见逼枯汁而毙人者多矣。"

(5)问饮食:饮食及口味的异常,不仅提示津液的盈亏、脾胃运化的失常,也能够反映疾病的寒热虚实性质。询问患者饮食多少,饮食偏好,喜冷食还是喜热食后,可由此确定脏腑宜清还是宜温补,来知晓病情传变程度深浅。《景岳全书·传忠录》中记载"饮食之性情所当详察,而药饵之宜否可因以推也",医者问清饮食习惯,在处方用药时,便可以有所借鉴参考。《景岳全书·杂证谟》中讲述泄泻病时便提到:"泄泻之暴病者,或为饮食所伤,或为时气所犯,无不由于口腹,必各有所因,宜察其因而治之。"只有通过仔细问诊,了解患者近期饮食,细查其因才能诊治。

相对于其他医者,张景岳也格外强调饮食对脾胃的影响,"胃属土,惟火能生,故其本性则常恶寒喜暖,使非真有邪火,则寒凉之物最宜慎用"。《景岳全书·杂证谟》中,张景岳借用柳公之口来向我们传达养生之道,除了调节情志外,便为忌食寒凉:"有柳公度者,善于摄生,或问其致寿之术,则曰:我无他也,但不以气海熟生物,暖冷物,亦不以元气佐喜怒耳。此得善养脾胃之道,所以便能致寿。"

(6)问胸腹:《景岳全书·传忠录》中记载:"凡今人病虚证者极多,非补不可。但用补之法,不宜造次。"张景岳认为虚人不可贸然进补,而应当问明患者胸腹的状态,如果胸腹尚宽,可以受补,则可放胆用之,否则不宜大补:"欲察其可补不可补之机,则全在先察胸腹之宽否何如,然后以渐而进。如未及病,再为放胆用之,庶无所碍,此用补之大法也。"

(7) 问耳:张景岳《景岳全书·热论篇》言:"伤寒三日,少阳受之,故为耳聋。此以寒邪在经,气闭而然。"耳部既是少阳经脉循行部位,又是肾之窍,还是宗脉所聚的地方。所以问清耳的情况,可以辨别虚实,表实证也会导致耳部功能障碍。但是张景岳指出:"然以余所验,则未有不因气虚而然者。"可见张景岳认为耳聋以气虚为病机者多见。《素问》亦有曰:精脱者,耳聋。仲景曰:耳聋无闻者,阳气虚也。

张景岳进一步指出,问诊时应当详察病证之轻重,随证治之。聋有轻重,轻者病轻,重者病重。若随治渐轻,可察其病之渐退也,进则病亦进矣。若病至聋极,甚至绝然无闻者,此诚精脱之证,余经历者数人矣,皆至不治。由此可见,掌握耳部情况不仅可以辨别虚实,还能掌握病情转归。

(8) 问口渴:问患者口渴情况,或喜冷饮,或喜热饮,或口渴欲饮,或口渴不多饮,甚则不欲饮,不仅可以知道病情的虚实,还可掌握里证是寒或热。"问渴与不渴,可以察里证之寒热,而虚实之辩,亦从以见。凡内热之甚,则大渴喜冷,冰水不绝,而腹坚便结,脉实气壮者,此阳证也。"

张景岳论述了口渴的一般病机,指出其原因不仅限于"火证",亦可能是"水亏"作祟,并给出了问诊时应当鉴别的要点:"凡口虽渴而喜热不喜冷者,此非火证,中寒可知。既非火证,何以作渴,则水亏故耳。"张景岳还指出,问诊时应当注意"口渴"与"口干"的鉴别:"凡病患问其渴否,则曰口渴。问其欲汤水否,则曰不欲。盖其内无邪火,所以不欲汤,真阴内亏,所以口无津液。此口干也,非口渴也,不可以干作渴治。"

《景岳全书》所论述的问诊内容详略得当,寓繁于简。张景岳以简明生动的方式,将其多年来博采群集、临证经验所获得的问诊心得呈现出来,对中医问诊后来的学术发展起到了极其重要的作用。"十问歌"简明有序,朗朗上口,包含了张景岳多年来的临证精粹,对于当代学者也有重要的实用价值。

(牛兢斌 曹 阳)

参考文献

[1] 清·陈梦雷.古今图书集成医部全录·诊断[M].北京:人民卫生出版社,1963:465-488.

[2] 严惠芳.中医诊法研究[M].北京：人民卫生出版社,2005：159-165.

[3] 老膺荣,朱泉.十问歌的演变及补遗[J].山西中医,2005,21(4)：61-62.

[4] 邓铁涛.中医诊断学[M].上海：上海科学技术出版社,1984：47.

[5] 胡广芹.中医问诊语言技巧的临床研究[J].中华中医药杂志,2015,30(3)：949-951.

[6] 李峰,李雁.中医诊断临床技能实训[M].北京：人民卫生出版社,2013：41.

[7] 石强."问所当问"——中医临床问诊的思路[J].江西中医药,2018,49(6)：9-11.

[8] 刘永辉.结构化问诊技巧在内科临床实习教学中的应用研究[J].广西中医药大学学报,2014,17(3)：104-105.

[9] 王忆勤.中医诊断学[M].北京：高等教育出版社,2012：49.

[10] 马艳君.中医诊断学问诊实验教学初探[J].甘肃中医,2008,21(12)：52-53.

[11] 李清,赵敏.基于症状鉴别诊断和证候鉴别诊断的外感发热类疾病问诊研究[J].临床医药文献电子杂志,2016,3(38)：7626-7627.

[12] 王静,王敏.全科医学 RICE 问诊病案研究——胃痛/焦虑[J].中国全科医学,2018,21(5)：563-565.

[13] 黄朝宗.中医创新性问诊方法与医患沟通对提高病员满意度的临床研究[J].内蒙古中医药,2014,33(30)：140-141.

[14] 胡广芹,张启明,王义国.规范中医问诊症状医患会话用语在临床评价中的价值管窥[J].世界中西医结合杂志,2013,8(1)：76-78+93.

[15] 杨秉辉.医患关系与医患沟通技巧[M].上海：上海科学普及出版社,2011：32.

[16] 胡广芹.非语言因素对中医问诊效果的影响[J].中医杂志,2016,57(2)：154-156.

[17] 阴赪茜,高云,李志忠,等.PBL 教学法在临床医学专业医患沟通问诊技巧教学中的应用实践[J].实用心脑肺血管病杂志,2015,23(5)：156-158.

[18] 曹彦.PBL 教学法在中医诊断学"问诊"实训中的实践研究[J].长春教育学院学报,2015,31(11)：98-99.

[19] 洪芳,邹奎昌,刘祥兰,等.中医问诊技能训练教学方法的探索与实践[J].中医教育,2014,33(2)：31-33.

[20] 刘文兰,赵文景,王佳佳,等.中医诊断学问诊教学方法的改革[J].继续医学教育,2017,31(9)：12-13.

[21] 巴哈尔·哈德尔,王晓林,陈玉萍,等.中医诊断学模拟问诊实验教学的优势研究[J].新疆中医药,2013,31(1)：49-50.

[22] 黄思敏,卢春婷,杨晶,等.学生角色扮演教学法在提高医学生问诊能力中的应用[J].中国医学装备,2017,14(2)：123-126.

[23] 石虹,王晓丹,白浩鸣,等.角色扮演与翻转课堂相结合的问诊教学模式设计[J].继续医学教育,2017,31(5)：46-47.

[24] 杨波,邹曲,杨孟雪,等.拟 PBL 教学模式加角色扮演法在诊断学问诊实践教学中的应用[J].中国医学创新,2015,12(15)：147-150.

[25] 王娟,孙莉,朱树贞,等.情景模拟与强化训练相结合在问诊实践教学中的应用[J].护理研究,2014,28(35):4384-4385.

[26] Sattler AL, Merrell SB, Lin SY, et al. Actual and standardized patient evaluations of medical students' skills[J]. Fam Med, 2017, 49(7):548-552.

[27] 杨耀防,涂明华,占永平.标准化病人技术与临床技能多站考试应用[J].医学教育探索,2003,2(1):23-25.

[28] 吴凡,许杰洲.标准化病人在医学生问诊技能训练中的应用[J].医学教育探索,2006,5(12):1146-1147.

[29] 戴杏,王成,沈涛,等.标准化病人结合 CBL 教学法在诊断学问诊实验教学中的应用[J].齐齐哈尔医学院学报,2018,39(6):716-718.

[30] 何建成,王文武,丁宏娟.计算机中医问诊系统的开发与研究[J].时珍国医国药,2010,21(9):2370-2372.

[31] 马洪明,马凤娟,吴鹏飞,等.诊断学问诊训练软件的开发与应用[J].中国高等医学教育,2011,(9):34-36+50.

[32] 谢宁,赵中楠,郭红微,等.诊断学模拟问诊软件的设计与实现[J].中国科技投资,2013,(Z4):104+147.

[33] 陈玥舟,朱建平.中医问诊的生物心理社会医学模式[J].医学与哲学(A),2013,34(5):77-79.

[34] 许朝霞,王忆勤,刘国萍,等.中医问诊客观化研究进展[J].时珍国医国药,2009,20(10):2546-2548.

[35] 黄朝宗.中医创新性问诊方法与医患沟通对提高病员满意度的临床研究[J].内蒙古中医药,2014,33(30):140-141.

[36] 誉明杰,刘保延,何丽云,等.中医问诊与访谈[J].中医杂志,2010,51(1):82-84.

[37] 符永川.心理诊断中的望闻问切[J].延安大学学报(自然科学版),2006,25(1):85-87.

[38] 王庆其.黄帝内经[M].上海:上海中医药大学出版社,1999.

[39] 张介宾.景岳全书[M].北京:人民卫生出版社,2007.

第二章

○

问诊症状术语及量化研究

"症"即症状,包括症状(症)和体征(状),症状是指患者主观感受到的痛苦或不适,如头痛、耳鸣、胸闷、腹胀等,体征是指能客观检查出来的异常征象,如面色白、喉中痰鸣、大便腥臭、舌苔黄、脉浮数等。症状虽然只是疾病所反映的现象,但它是判断病种、辨别证候的主要依据。因此,症状的量化可以为证候的量化诊断提供基础。

症状术语的规范化,是中医证名规范化、病名规范化,乃至整个中医体系规范化的前提和基础。新中国成立以来,中医症状术语规范化的工作主要通过编写教材,制定国家、行业标准,编纂工具书等三方面进行。不同版本的《中医诊断学》相继出版,各种国家与行业标准《中医临床诊疗术语》GB/T16751-1997、中华人民共和国国家标准《中医病证分类与代码》GB/T15657-1995等相继出台。

一、症状量化研究

传统的中医诊断,多侧重于定性诊断,忽略对"病"或"证"严重程度等方面的定量诊断。由于中医主要以症状为诊断依据,因此开展症状的定量化诊断,不仅有利于掌握病情的严重程度,使临床施治更有针对性,而且也是现代临床研究中的实际需求。例如为了增加所纳入研究对象的齐同性以及提高不同课题组科研数据的可比性,不仅需要定性的诊断标准,而且需要一个定量化的诊断标准;又如,中医症状的严重程度评分可以作为权重的因素应用于疾病的诊断中。对于证的定量化诊断,是以科学、合理的症状量化为基础的,随着计量诊断的兴起,症状量化的研究逐渐成为中医学界研究的热点。

（一）古代症状的量化

症状在量上的变化,古代文献中有一些记载,常以症状的有无(如口渴与口不渴等)、症状持续出现的时日(如热三日与热五日等)、症状涉及的机体范围(如腰以下肿与一身悉肿等)、类比的方法(如身重如带五千钱等)及在症状名称前后冠以"略""微""很""甚""大"等程度词(如口微渴、口大渴、微热、高热等)等方式进行有关症状的量化表述。如申春悌等[1]指出《伤寒论》对寒象分为微寒、恶寒、振寒、身大寒,对寒热并存分为发热恶寒、热多寒少、寒多热少,对出汗分为微汗、汗出、大汗的量级。张仲景还根据寒热之多少,汗之微甚制订了麻桂各半汤、桂枝二越婢一汤,后人也多沿用此类方法。但是这类量化描述比较朴素、模糊,也常因不同医者而异,在实际临床研究中的把握与操作方面存在一定困难。

（二）现代症状量化研究

为了满足临床科研的需求,近年来,很多学者在传统中医症状量化方法的基础上,吸取了西医学和心理学等研究中一些较为成熟的对主观症状的量化分级方法,在中医症状的量化表述方面进行了尝试,并运用于临床研究中,作为判断证的严重程度、疗效评价及证候诊断等方面的依据,其具体研究概述如下。

1. 100 mm 标尺法　由松[2]提出症状客观量化方法 100 mm 标尺法,即每一项症状都可规定为 0～100 mm 的范围。治疗前在医生协助下请患者自己选择一个点(例如 50 mm)作为基线变量,治疗后完全由患者自己参照基线变量再选择另一个点(例如 30 mm),则 50 mm－30 mm＝20 mm 即为该项症状的改善量。官君达等[3]也提出对于不能用频次表达的症状,都用此法,认为这些症状的量化值都是以患者为中心收集的计量资料,可以相应地选择计量资料统计分析方法。此方法与西医学的疼痛强度评价方法中广泛使用的视觉模拟评分法(VAS)比较接近,其量化的结果可以直接由测量的具体数值表示。由于患者自身的选择有极大的主观性,有可能会夸大症状程度,难以真正做到客观量化,也难以形成统一的标准,用于自身前后疗效评价研究可能较为合适。

2. 分级赋分法　此类分级方法主要依据症状发生频次及程度等方面进行量化,其相关的研究及应用颇为丰富。对于能够分级的症状通常按照相应标准分为 4 或 5 个等级并赋分,如分为轻度、中度、重度 3 级,分别记为 1、2、3分;分为轻度、中度、重度和严重 4 级,分别记为 1、2、3、4 分;对难以分级的症状、体征分为不出现、出现,分别记为 0、1 分。徐迪华等[4]制定了中医问诊信息模拟定量(级)参考标准,除将症状分为轻、中、重 3 级外,还分别对每一个症状的轻重信息程度进行了具体的描述。梁茂新等[5]提出症状轻、中、重程度量化的方法有考察症状出现的频率、考察症状持续时间(即症状缓解时间)的长短、考察症状的性质程度、考察症状与外界刺激的关系 4 种,强调此 4 种方法不应孤立,而应相互合参,综合予以量化。梁氏又从虚证的症状量化入手,选出常见的 30 个症状,按轻、中、重度分别计为 1、2、3 分,各症状所赋分数的总和即是该病证的总体症状水平的积分值,并按治疗前后积分值进行疗效评价。王奇等[6]在症状、体征等软指标量化的研究中,对于能够分级的症状分为不出现、轻度、中度、重度 4 级,分别记为 0、1、2、3 分;难以分级的症状、体征分为不出现、出现,分别记为 0、1 分。严石林等[7]从实用、可操作性和可重复性的角度出发,对肾阳虚证辨证因子进行了定量化研究,详细制定肾阳虚证如腰膝酸痛、畏寒等 40 项症状的轻(1 分)、中(2 分)、重(3 分)评分标准。庄子齐等[8]自拟症状、体征、生活质量等量化计分法评定腰椎间盘突出症的临床疗效,按无及轻重程度的描述不同分为 6 级计 0~5 分。官坤祥等[9]在肠易激综合征中医证候量表研制中,采用 5 级评定法对每个条目进行量化,按频率分为总是有、经常有到没有 5 个等级。综上所述,分级赋分法操作相对简单,具有一定的实用性,故此方法现行临床及科研应用较多,但存在标准模糊,可操作性差等缺点及不足。

3. **赋权值法** 德尔菲法,通常以匿名的方式,经过有控制的几轮征询专家意见,组织者对每一轮的专家意见进行汇总,经过反馈,使专家意见趋于一致[10]。此法简便易行,利于操作,故运用颇为广泛。但这种方法属于主观赋权法,由于完全依赖专家的主观判断,少有严密的数学处理,故科学性和可信度往往有限。模糊数学评判法[11]是针对现实的系统大多数属模糊系统这样一个客观事实,采用相应数学理论和方法来建立模型和进行科学评价,使各种评判、决策从主观臆想、经验定性向定量化的一种方法,属于客观的赋权法。朱文锋[12-13]提出借鉴德尔菲法和模糊数学等方法,通过多轮反复征询、逐步修正,并集合多数专家的临床经验,确定与某证或某病相关的因素、症状或体征的贡献度,给予这些症状和体征赋权值处理,然后设 100 为病、证诊断的基本阈值,进行加权求和浮动阈值运算,进行病证计量诊断,并将此方法应用于 WF 文锋-Ⅲ中医(辅助)诊疗系统中。德尔菲方法和模糊数学相结合进行赋权处理,可以弥补各自的不足,将两者的优势有机结合,可以避免结果的主观随意性,但还需要在临床上进一步广泛试用,以对其进行不断的检验修正,使其更为符合临床实际。

4. 症状加权积分法　不少学者发现,单纯的症状分级赋分,没有考虑到症状在不同病证诊断中的主次,因此引入中医症状加权积分法,即症状分级赋分与权重结合。此法是在分级赋分法的基础上,加入了症状权重,进行联合量化。

周小青等[14]引入权重的概念,不仅考虑以不同权重(wi)反映不同症状体征(xi)的主次,还考虑以不同记分(gi)反映症、证的轻重程度变化,采用联合定量,使原有的定性计量诊断变成定性与定量(等级)相结合的计量诊断。王俊显等[15]也提出,要将症状进行主次判断后再进行轻、中、重量化,主症量化时分值要高于次症 2~3 倍,或者是根据病证的实际情况或需要适当地予以分值,如对以发热为主的感冒患者的低热、鼻塞、流涕等症状的轻、中、重分别给予 1、2、3 分,对主症发热的轻、中、重以 2、4、6 分或其他较高分;或可对主症从不同方面进行量化,如以疼痛为主的病证,从疼痛的程度、发作频率、持续的时间等方面进行量化。万霞[16]对围绝经期综合征的症状进行量化,症状的分级采用无、轻、中、重,分别记为 0、1、2、3 分;对于无、有分类的症状体征,分别记为 0、1 分;对主要症状体征,赋予 0.75 的权重,次要症状体征赋予 0.25 的权重。此外,李联社等[17]将患者是否主动诉出与症状出现频率及严重程度相结合,对症状采取 5 级计分,如患者主动诉出,显著且持续存在积 4 分;问出,显著或持续存在积 3 分;问出,较轻或间断出现积 2 分;问出,轻微或偶尔出现积 1 分;提问后否认积 0 分。并且根据主要症状和次要症状在证候中所占比重不同而赋予分值。此种症状计分法,增加了症状量化标准的可操作性,避免了掺入主观臆测的成分,使之能够适用于任何症状,且不因操作者不同而出现较大的偏差,便于在科学研究中统计处理,与现行的症状定量法有质的差异。症状加权积分法是在单纯分级赋分量化方法上的改进,其考虑因素更为全面,无疑对目前的症状量化研究提供了更好的借鉴。

多年来,很多学者在症状的量化方面进行了有益探索,并将其应用于临床疗效评价及证候诊断等研究中。虽然症状量化方法研究多样,但实际上仍处于半定量的阶段。作为向计量诊断的过渡,半定量方法在诊断中有一定的可行性。然不难发现,不同学者采用量化的方法不尽相同,有些采用同一方法,但量化分级赋值不同;或即使分级赋值相同,如同一疾病的同一症状,在不同的研究或专著中,其严重程度划分可能均为3级,但关于其具体内容的描述却存在很大随意性;不同特点、性质的症状信息,在分级描述时常常是千篇一律,不符合临床实际;有些量化方法仅对某些方面的研究较适合,不具有普适性;有些症状与证候间定性或定量关系的研究没有建立在多中心、大样本的基础之上,等等。上述情况导致了不同研究者分别制订自己的分级标准,不能真正做到量化。鉴于上述存在的问题,应该在总结多年工作的基础上,根据症状学的自身规律,从以下方面探索症状的量化研究[18-19]。

(1)借鉴其他学科的方法与思路,探索中医症状信息量化分级的科学方法。

(2)症状的量化表述方法及依据,应因症状不同而异,即症状的量化应与症状现象自身的特点和规律相结合。

(3)症状的量化表述方法及依据,应与病证相结合。

(4)统一的症状量化分级标准,应建立在群体调查的基础上,也就是说,应借助专家调查等形式,确立量化分级标准,并通过临床大范围、大样本的实践,使其逐步完善。笔者认为在不违背中医特色的前提下,寻找出适当的方法,并与现代科技相结合可能会是中医症状量化及规范化的飞跃。

(许文杰)

二、症状术语及标准化研究

随着中医药学的发展,中医药学名词术语越来越繁多复杂,一词多义、一义多词、词义演变等现象使中医药学术语越来越混乱。在古今文献中,一个症状有多种描述的现象比比皆是,中医症状术语标准化工作亟待进行。中医药名词术语标准化研究对中医药现代化、中医药走向世界、中医药知识的传播、国内外医药交流、学科与行业间的沟通、中医药科技成果的推广使用和生产技术的发展、中医药书刊和教材的编辑出版,特别是对现代信息技术的发展和应用,都具有十分重要而深远的意义[20]。近30年来,我国以术语为核心,推出了包括行标乃至国标的众多标准,对中医药事业的发展起到了基础性的支撑作用,中医药术语的标准化取得了一定的进展[21]。

(一)中医症状术语标准制定的原则和方法

建立中医药标准体系,可以提高中医药产品和服务的质量,增强中医药的国际竞争力。虽然中医药标准化工作已经取得了很多成绩,但总体而言,当前中医药标准体系尚处于初级阶段,其"标准"的形成过程缺乏整体规划和广泛的协商一致,协调性和可操作性不强。推进中医药标准化建设需从系统角度出发,探索标准化与中医药两个不同领域之间的接口技术,有学者将标准化的基本原理和通用方法与中医药的特色有机结合,进而制定出符合中医药自身规律的标准[22]。

1. **符合科技名词术语的共性要求**　根据名词术语标准制定的原则,中医药名词术语标准的制定首先需符合科技名词术语的共性要求[23],即:

(1) 科学性:准确严格地反映所指事物的特征。

(2) 简明性:术语应当简短。

(3) 系统性:包括学科概念体系、逻辑相关性与构词能力三个方面。

(4) 单义性:一个术语只指称一个概念,一个概念只用一个术语表达。

(5) 约定俗成性:已被人们普遍接受的术语,不能轻易更换,但当科学性与约定俗成发生矛盾时应服从科学性。

(6) 内涵特性:有词源基础、内涵清晰、外延明确、有历史沿革、有流行调查(查阅古书、现代文献书籍,根据其使用频率,确定合理的表达)。

2. **既坚持中西医术语融合的原则,又保持中医术语的特色**　中医药术语标准与医学系统命名法—临床术语(SNOMED CT)具有相同的研究目标与应用环境,均服务于信息化临床科研工作,为病历书写与数据挖掘提供标准化术语支持,其在主体上同样适用于中医药术语标准,因此,应吸取 SNOMED CT 先进的理念和管理方式,建立符合中医药发展规律的术语规范[24]。

中医药学以生物学为基础,有着丰厚的中国文化底蕴,具有浓郁的人文哲学特征,其理论概念所用的术语有其独特性,不同于其他自然科学。因中医学兼具自然科学与人文科学的双重属性,很多名词术语包含了丰富的哲学内涵,对其进行定义时应突出其医学含义,而非哲学内涵。保持中医药特色,遵循中医药理论是制定中医药名词术语标准的指导思想。在理解中医学理论和临床诊疗思路的基础上,形成具有完整系统的中医学术语标准,找出中医的优势与劣势,以便更准确地定义中医学术语的内涵与外延。

3. **保持中医名词术语概念的内涵和外延的相对稳定性**　中医药名词术语的规范化研究是个很复杂的问题,牵涉中医理论和临床的诸多方面。保持中医学理论概念的内涵与外延的相对稳定性,可为中医名词术语规范化研究提供可能,亦是源于这种相对的稳定,决定了这种规范不是一成不变的,将随着对中医理论认识及学科发展的不断完善与深入,在有效指导临床实践的原则下而渐次校正,日臻完善。

4. **建立术语质量控制体系** 通过设置多级质量控制环节,建立中医药术语采集、编码、术语集编制的质量控制体系,保证术语集的高质量[25]。

(二)中医症状术语标准化研究进展

1. **中医症名词术语名称及其含义界定的基本原则**

(1) 对似是而非的症状和体征应加以区分,不得混同。如根据自觉怕冷,得温则减称为恶寒,得温不减则称为畏寒,对但寒不热中的新病恶寒、久病恶寒的含义也应加以约定。

(2) 对含有诊断性的症名词术语,如绝汗、舌质瘀斑点,其"绝""瘀"字均属诊断性质,应改为描述性症名,大汗淋漓、汗稀清冷或汗出如油、舌质有青紫斑点等。

(3) 从辨证或辨病的目的出发,对症名未能充分反映病情者,尚需进一步明确,如不欲食对于新病和久病的诊断意义可以不同,新病不欲食是机体保护性反应,久病不欲食则常提示脾胃虚弱。

(4) 任何名词术语的解释和定义都不能脱离该名词术语字词本身含义,要以其在中医诊断学的固有含义及其引申含义为依据。且统一规范症名之后,应对每一症名做出明确的定义,如不欲食又称食欲不振,是指不想进食或食之无味,食量减少。纳少是实际进食量少,常由不欲食致;纳呆是指无饥饿,无要求进食之感,可食、可不食,甚至厌恶进食。

(5) 对症名的描述尽可能进行主次、分级、定量处理,如口渴分为口微渴、口渴、大渴引饮、渴欲饮冷、渴欲饮热等。通过症名的规范及对每一症状、体征实际含义的了解,有助于对临床诊断意义的认识,从而提高辨病、辨证的准确性。

(6) 对每条名词术语的名称及其含义表达要求用词得当,语意确切,表述简洁清晰,含义界定明确、范围清楚,避免名词术语之间内涵重叠。

2. **中医症状规范的方法**

(1) 通过中医古籍文献研究,进行正本清源。需要对中医症状用词的使用情况做全面调查研究,根据症状词汇在各个不同时期的含义和使用频率,客观地展示其内涵和使用状况,在此基础上,提出规范的方案,按照一定的原则,来规范中医的症状名称、概念、内涵,并对与其相关的各种名称、概念做出解释。对一些混乱的症状,应进行正本清源的讨论[26],如以"疲劳"为例,在患者就有"心理疲劳"与"身体疲劳"之别。

(2)通过临床研究,增强症状量化标准的可操作性。对症状范围、轻重程度做出分级、分度的量化划分,增强量化标准的可操作性,对每一个症状的轻、重信息程度进行具体的规定和量化。从症状出现的频率、持续时间、性质程度与外界刺激关系等方面进行综合量化[27]。

(3)加强四诊客观化研究。利用各种检测仪器辅助诊断,以便得到客观的依据和数据。

(4)加强微观辨证研究。借用现代新科技、新材料,设计出能反映中医理论的有关检测手段,对四诊进行补充[28],如各种实验室检测指标与证候诊断的相关性。开展症状的量化分级、利用各种检测仪器辅助诊断、加强微观辨证研究是中医药科研的必然趋势,但是由于科研成果的限制,目前尚不具备制定达成共识的统一标准的可行性。

(许朝霞)

参考文献

[1] 申春悌,王建伟,王彩华.DME 在中医证候规范研究中的运用[J].中国医药报,1990,5(5):67.

[2] 由松.中医症状及证候的量化方法探讨[J].北京中医药大学学报,2002,25(2):13.

[3] 官君达,万霞,胡立胜.中医症状量化及其疗效评定方法探讨[J].中国中西医结合杂志,2002,22(6):431.

[4] 徐迪华,徐剑秋.中医量化诊断[M].南京:江苏科学技术出版社,1997:51.

[5] 梁茂新,洪治平.中医症状量化的方法初探:附虚证 30 证的量化法[J].中国医药学报,1994,9(3):37.

[6] 王奇,谭芬来,梁伟雄,等.中医证候量化的临床流行病学研究初探[J].广州中医学院学报,1992,9(4):224.

[7] 严石林,高锋,吴斌,等.肾阳虚证半定量化操作标准的研究[J].现代中西医结合杂志,2004,13(6):701.

[8] 庄子齐,王敦建.症状体征量化评分法评价腰椎间盘突出症的临床疗效[J].辽宁中医杂志,2005,32(12):1225.

[9] 官坤祥,吴文江.肠易激综合征中医证候量表的建立与评价[J].吉林中医药,2004,24(8):6.

[10] 朴海垠.中医软指标疗效评价模式初步研究[D].北京:中国中医科学院,2006.

[11] 胡永宏,贺思辉.综合评价方法[M].北京：科学出版社,2000：167.

[12] 朱文锋.症状诊疗的意义与内容[J].浙江中医学院学报,2000,24(1)：35.

[13] 朱咏华.朱文锋与中医(辅助)诊疗系统[J].中医研究,2002,15(6)：11.

[14] 周小青,刘建新.浅析证的等级计量诊断[J].辽宁中医杂志,1992,19(6)：11.

[15] 王俊显,赵超群.关于中药新药临床研究中症状的量化问题[J].陕西中医,1999,20(2)：72.

[16] 万霞.围绝经期综合征中医证候规范化及计量诊断的研究[D].北京：北京中医药大学,2004.

[17] 李联社,曹贵民,赵广刚,等.中医症状定量化方法初步研究[J].中医药学刊,2005,23(11)：2046.

[18] 王天芳,王庆国,薛晓琳,等.中医症状规范化研究的现状与思路[J].北京中医药大学学报,2005,28(4)：19.

[19] 薛晓琳."疲劳"症状的规范化研究[D].北京：北京中医药大学,2006.

[20] 朱建平.中国的中医药术语标准化工作概述[J].亚太传统医药,2005,(1)：43-45.

[21] 郭玉峰,尹爱宁,周霞继,等.浅谈中医临床术语标准化工作现状及其深化推进[J].中国中医药信息杂志,2009,16(11)：3-4.

[22] 付强,王益谊,郭春莉,等.基于深度访谈与问卷调查法研究中医药名词术语标准制修订原则[J].辽宁中医杂志,2011,38(4)：593-595.

[23] 郭小青,郝保华.中医诊断学名词术语规范化研究思路探讨[J].四川中医,2004,22(7)：1-3.

[24] 郭玉峰,刘保延,姚乃礼,等.基于SNOMED CT核心构架研究的中医临床术语集标准化特征要素初探[J].中国中医药信息杂志,2008,15(9)：96-97.

[25] 杨阳,李园白,崔蒙.建立中医临床术语集探索性研究[J].中国中医药信息杂志,2006,13(12)：105.

[26] 秦玉龙.从信息学的角度论中医证候规范化研究[J].天津中医药,2003,20(6)：35.

[27] 李福凤,王忆勤.在证候标准化研究中数理统计思想和方法的应用概况[J].辽宁中医杂志,2007,34(2)：148-149.

[28] 李晶,赵莉娟.证的规范化研究临证意义及思路[J].中医药学刊,2003,21(6)：938-939.

第三章

中医问诊的规范化和客观化研究

第一节　中医问诊采集的规范化研究

中医问诊采集的规范化研究主要包括不同类型量表的研究以及计算机问诊采集系统的研制两个方面。量表具有数量化、规范化、细致化等特点，量表可以使研究的结果表达更符合科学要求，在某些情况下，量表的多维结构正好可以反映出所测量的一组观察现象的某种内在的综合特质。量表的这些性质较好地解决了中医问诊症状软指标的主观性、模糊性、多维性等问题，使其成为临床中医问诊良好的规范化工具。随着计算机技术的发展，也为基于计算机技术问诊采集系统的研制提供了技术支撑。

一、问诊量表的研究

量表是用来量化观察中所得印象的一种测量工具。因其比较成功地刻画了患者的主观感受而备受学者重视，是被世界卫生组织(WHO)认可为对临床资料进行量化、客观化、标准化的有效方式。用量表法对心理卫生状况的评估内容与中医问诊的内容相似，都是收集和评定被调查者的主观感受(软指标)，因此，近年来中医界引进了不少国外的标准化调查问卷及量表，有些中医机构也自行设计了一批问卷及量表。

（一）体质量表研究及应用

体质，是由先天遗传和后天获得所形成的，人类个体在形态结构和功能活动方面所固有的、相对稳定的特性，与心理性格具有相关性[1]。个体体质的不同,表现为在生理状态下对外界刺激的反应和适应上的某些差异性,以及发病过程中对某些致病因子的易感性和疾病发展的倾向性。所以,对体质的研究有助于分析疾病的发生和演变,为诊断和治疗疾病提供依据。

"体质"是在中医理论发展过程中形成的病理生理学概念。查《辞海》无"体质"一词,但对"体""质"分别解释为"体"指身体,"质"为性质、本质。所谓体质,就是机体因为脏腑、经络、气血、阴阳等的盛衰偏颇而形成的素质特征。中医体质一般有以下几种分类方法,如五行分类法、阴阳二十五人分类法、阴阳分类法、体型肥瘦分类法(肥人、瘦人、肥瘦适中人)、秉性勇怯分类法(勇敢之人、怯懦之人、中庸之人)、现代体质分类法等。

1. 中医体质量表研究 《中医体质量表》的研制主要是由王琦团队完成,其过程为研究目的的确定、体质类型概念框架的建立、条目的收集和条目库的形成、目的精选、问题的形成、预调查、调查和测评,主要包含 9 种体质[2],充分体现了从中医体质类型内涵入手,以中医体质理论为指导的特点。9 种体质如下:平和质(A 型)、气虚质(B 型)、阳虚质(C 型)、阴虚质(D 型)、痰湿质(E 型)、湿热质(F 型)、血瘀质(G 型)、气郁质(H 型)、特禀质(I 型)。朱燕波、王琦等[3]对 60 条《中医体质量表》进行精简,形成 41 条简短版《中医体质量表》,并在 509 例受试者中应用,大部分条目反应度良好,各亚量表均达到了所需满意度。随后在中医体质量表的应用及评价过程中发现,部分条目在体质干预中较难改善,不能良好地反映干预效果。为此,朱燕波、王琦等[4-5]从兼顾干预效应、辨识效率、辨识准确性的角度,进一步简化 41 条目中医体质量表,形成更适用于干预效果评价的简短版中医体质量表,并对其进行性能评价,形成了30 条简短版《中医体质量表》。简化完成的 30 条目中医体质量表条目较少,性能评价较好,未来有待在体质干预研究中加以应用,进一步考察其对干预效果评价的敏感性与可行性,同时可以对量表进一步修正与调试。另外,30 条量表是否可以较好地兼顾体质分类与判定,以替代 60 条目和 41 条目中医体质量表,也有待通过流行病学研究进行探索。柳璇等[6]研制的《老年版中医体质分类与判定》是基于 2009 年由中华中医药学会颁布的《中医体质分类与判定》标准(以下简称"标准")构建而成。标准包含有 9 个亚量表,其中 1 个是平和质测量量表,其余 8 个为偏颇体质测量量表,每个亚量表含有 4~5 条条目。内容涵盖形体特征、心理特征、病理反应状态、发病倾向、适应能力等属性的内容框架,分属于生理与心理两大领域。为了使中医体质分类更加科学化和规范化,专门面向老年人群的《中医体质分类与判定》量表在老年人群的体质测量上有更高的灵敏度与贡献度,为标准化评估老年人群体质提供客观有效的工具。

2. 中医体质量表应用　中医体质辨识为中医体质与易发健康风险的宏观对应开辟了新的标准化途径,在此基础上综合运用中医"天人合一"的整体观、"体病相关、体质可分、体质可调"的中医体质学说理论和中医调理方案,可以实现"未病先防"和"既病防变"的治未病目标。

中医体质测试是一项根据刚颁布的国家体质标准《中医体质分类与判定》[6]做的体质测试。2009 年 4 月 9 日,《中医体质分类与判定》标准正式发布,该标准是我国第一部指导和规范中医体质研究及应用的文件,旨在为体质辨识及与中医体质相关疾病的防治、养生保健、健康管理提供依据,使体质分类科学化、规范化。

(1) 中医体质量表在老年人群中的应用:柳璇等[6]应用研制的《老年版中医体质分类与判定》发现,老年兼夹体质主要有气阴两虚质、阴阳两虚质、气虚痰瘀质、阴虚痰瘀质、阳虚气郁质和气郁痰湿质。潘晓彦等[7]探讨湖南省老年人中医体质类型及其与年龄的相关性,发现湖南省老年人单一体质仅占 14.02%,复合体质为 85.98%;平和质仅占所调查人数的 3.13%;偏颇体质比重较大,其中以气虚质(24.36%)最多,其次为阳虚质(20.27%)和阴虚质(19.34%),并且随着年龄的增长,平和质、气郁质在老年人群中的比例逐渐下降;血瘀质、气虚质比例逐渐增加;气虚质、阳虚质、阴虚质在各组年龄的人群中比例均高。

(2) 中医体质量表在大学生人群中的应用:大批的学者对中医体质进行了多层次、多方面的研究,对大学生体质的研究深度也不断加强,尤其是对出现偏颇体质的原因和兼夹体质间关系的研究。从众多调查结果我们可以看出,现今高校大学生健康状况不容乐观,偏颇体质比例较高。高彩霞等[8]通过对甘肃中医学院 2009 级中医医疗系学生进行中医体质调查,分析大学生中医体质类型的分布特点,方法采用标准化的 9 种中医体质量表调查法实施中医体质辨识,结果显示总人群中平和质占 36.41%,偏颇体质占63.59%;偏颇体质中,居于前 4 位的分别是气虚质、阴虚质、阳虚质、气郁质。梁永林等[9]通过对甘肃中医学院 2012 级学生进行中医体质调查,分析其中医体质类型的分布特点,采用标准化的 9 种中医体质量表调查法实施中医体质辨识,结果显示总人群中平和质占 28.73%,偏颇体质占 71.27%;偏颇体质中,居于前 4 位的是阴虚质、气虚质、气郁质、阳虚质。剖析其原因,这与当代大学生的生活节奏快、饮食不规律、作息无常、人际关系紧张等因素有着密切的联系。

(3) 中医体质量表在疾病中的应用:朱燕波等[10]应用中医体质量表,探索中医阳虚质的主要相关影响因素,多元逐步回归分析入选了 7 个因素,按影响程度大小依次是患有慢性疾病、女性、不喜运动、喜热饮食、体型偏瘦、喜清淡饮食、出生后非母乳喂养。结果显示疾病因素、性别差异、运动习惯、饮食因素、体型因素是阳虚质的主要相关影响因素。王琦等[11]采用中医体质量表探索了中医痰湿体质部分相关影响因素,其中 9 个因素与痰湿体质相关,按影响程度大小的排列是生活习惯疾病的有无、体型、运动习惯、舒张压、嗜烟、早睡晚起、饮食喜油腻、出生后喂养方式、睡眠不规律。痰湿体质与生活习惯、后天饮食起居因素等有关,针对其中可改变的后天饮食起居因素,调整痰湿体质偏颇,可望预防疾病、增进健康。张亚军等[12]对 462 例(224 例病例组,238 例对照组)绝经后骨质疏松症患者与中医体质之间的关系进行研究,发现阳虚质、阴虚质、血瘀质是绝经后骨质疏松症的危险体质,平和质是保护体质;与平和质正相关的因素有文化、运动、钙剂;与血瘀质正相关的因素有吸烟、慢性疾病、生育人数;与阳虚质相关的因素有体型、食盐、运动、疾病、绝经年龄,其中,食盐、疾病、绝经年龄为危险因素,体型、运动为保护因素;与阴虚质相关的因素有喝酒、饮食搭配、体重指数,其中,喝酒、饮食搭配(荤食为主)为危险因素,体重指数为保护因素。郭晨旭等[13]运用中医体质量表调查恶性肿瘤患者的中医体质,探讨其体质类型的分布情况,并与社区健康居民的中医体质类型分布情况相对比,结果显示 180 例恶性肿瘤患者的中医体质分布以气虚质、气郁质、血瘀质最多,其中女性以气虚质、气郁质为主,男性以气虚质和血瘀质为主。其中,气虚质多见于 60 岁以上患者,气郁质和气虚质多见于中青年患者。200 例社区居民的中医体质调查中,男性的中医体质以气虚质、湿热质为主,女性中医体质以阴虚质、气郁质为主,气虚质随着年龄增加而呈现增多趋势;湿热质可能与岭南气候及岭南人饮食习惯有关。张继娟等[14]运用中医体质量表调查慢性咳嗽患者的体质,探讨慢性咳嗽患者体质类型的季节发病特点。结果显示中药干预前后,患者以平和质、气虚质、阳虚质最为多见,且平和质为主要类型,中药干预后,平和质、气郁质较治疗前人数有所增多,气虚质、阳虚质、阴虚质干预后人数较治疗前减少,痰湿质、湿热质、瘀血质、特禀质干预前后人数无明显变化。黎婉玲等[15]对 270 例偏头痛患者和 269 例对照组进行调查,结果显示中医体质类型构成比,病例组(偏头痛患者)中以气虚质、气郁质和血瘀质较为多见,而健康人群中以平和质、阳虚质和气虚质较为多见。陈妙情等[16]以 EB(Epstein‐Barr Virus,EBV)病毒抗体阳性的人群中选择符合纳入标准及排除标准的病例为研究对象,结果显示 EB 病毒感染者的体质分布存在单一体质及两种或以上兼夹体质的情况,气虚质可能是 EB 病毒感染的主要体质影响因素,其危险性是其他体质感染 EB 病毒的 2.124 倍。吴凤芝等[17]整群抽取长航后官兵 162 人,采用匹兹堡睡眠质量指数(PSQI)和中医体质量表对其进行现场调查,结果显示长航人员体质分布为平和质 72 例(47.4％),偏颇体质 80 例(52.6％)。偏颇体质排在前 3 位的是气虚质、痰湿质、湿热质。于晓林等[18]通过对历代文献中有关小儿体质内容的研究,发现易感儿中医体质 8 分法有良好的临床适用性,临床调查显示,易感儿以阳盛内热质、阴虚瘦小质、肺脾气虚质多见,而临床表现以大便秘结、性情急躁、容易感冒、易汗出等症状常见。

(4) 中医体质量表在外国人群中的应用:井慧如等[19]将《中医体质量表》编译为英文版,对美加籍高加索人群进行中医体质与健康相关生命质量调查,比较美加籍高加索人群与中国人群常模中医体质分布形成的差异,结果显示,美加籍高加索人群居前 2 位的偏颇体质为阳虚质、特禀质。美加籍高加索人群阳虚体质的相关因素有患有疾病、女性、偶尔运动、体型偏瘦与肥胖、喜甜食及清淡饮食、离婚、年龄 30～49 岁、高文化程度、有家族疾病史。其阳虚质人群 SF‐36 生理领域受损的危险度增高,生理功能及总体健康程度下降,是生命质量降低的因素。美加籍高加索人群特禀体质的相关因素有女性、患有疾病、偶尔运动、体型偏瘦与肥胖、离婚、其他婚况、年龄 30～49 岁、文化程度较低、O 型血、有过敏病史、有家族病史、喜饮酒。其特禀质人群在 SF‐36 生理领域、生理功能、生理职能、总体健康、活力、精神健康维度的健康相关生命质量都较低。美加籍高加索人群体质特征的构成比与中国人群不同,在为其提供养生保健指导时应根据体质类型进行,可以提高人群的健康相关生命质量。赖莹莲等[20]应用英文版的中医体质量表,开展以网络社群为基础的群众样本的中医体质流行病学调查,投放的内容包含 SF‐36 生活量表与 CCMQ 体质量表。242 例调研结果显示,社会状态(性别、教育程度、婚姻状态、专业程度)

与体质之间存在联系,显示女性受众生活方式受因特网使用影响较大;疼痛感受影响生理、心理状态(疼痛、疼痛对生活的影响、精力充沛)与体质关系显示,精力充沛对自觉性的体质量表影响显著;心理感受为主影响生理、心理状态与体质量表之间的关系显示,女性受众对于情绪较为敏感,其敏感度对体质有影响。

李炳旼等[21]通过应用《中医体质量表(韩文版)》横断面调查 300 例韩国人,结果显示 300 例被调查人群中,平和质 69 例,其余 8 种偏颇体质 225 例,兼夹体质 6 例,居于前 3 位的偏颇体质类型为阳虚质(占 14.3%)、湿热质(占 13.3%)和阴虚质(占 12.7%)。不同性别者的体质类型比较,差异具有统计学意义($P<0.05$);不同职业者的体质类型比较,以及不同体质类型者的体质量指数比较,差异均无统计学意义($P>0.05$);与中国常模的体质类型分布比较,差异具有统计学意义($P<0.01$),其中韩国人群阳虚质构成比高于中国常模,气虚质构成比低于中国常模。韩国人群的中医体质类型存在性别差异,其分布情况可能与中国人群不同,但尚需要大样本数据的验证。

中医体质学认为,体质是人体生命过程中,在先天禀赋和后天获得的基础上所形成的形态结构、生理功能和心理状态方面综合的、相对稳定的固有特质。中医体质分类是根据人群中的个体不同的形态结构、生理功能、心理状态等方面的特征,按照一定的标准,采用一定的方法,通过整理、分析、归纳,分成若干类型。中医体质学作为生命科学范畴的一部分,其理论特色在注重调节人体整体功能的基础上,更加重视个体体质及个体之间的差异性。从对患者体质特征的基础上,寻找发病规律,其以人为本的模式与当今医学发展趋势相一致,且这一特色贯穿于疾病的认识、诊断、治疗、保健养生、康复的全过程中。

体质量表虽然从主观症状角度对体质类型进行了判定,但是尚缺乏生理、生化等特异性指标加以佐证,因此,寻求不同体质类型的客观指标是进一步进行体质研究的重点。应用表观遗传学、免疫组化等现代科学的研究理念和实验技术,深入探讨个体体质生物学机制,可为体质分类标准提供客观化依据,并可提供指导调治偏颇体质的方法。

(钱 鹏)

(二) 亚健康量表研究及应用

WHO 对"健康"下定义,强调健康不仅是没有疾病和虚弱,而且是心理、身体和社会适应的圆满状态,健康是第一状态,疾病是第二状态,两者之间的模糊状态称为第三状态,或称次健康、中间状态、游移状态、灰色状态、潜病状态等,即亚健康状态。

1. **亚健康的定义**　亚健康是近年来人们对新的生物—社会—心理医学模式认识深化的结果,亚健康(sub-health,SH)是相对健康状态提出的一个概念,是指机体在内外环境的不良刺激下引起的心理、生理的异常变化,无器质性病变的功能改变。但其尚未明确病理性反应的程度,是人体处于健康和病症之间的过渡阶段,在身心上无任何疾病,但主观上有许多不适症状和心理体验[22]。多年来,尽管提出了亚健康概念,但仍然常将亚健康和慢性疲劳综合征混合使用。从生理学角度来讲,人体各器官功能失去其稳定性,但尚未引起器质性损伤的状态,在医学上称为慢性疲劳综合征(chronic fatigue syndrome,CFS)[23]。亚健康与慢性疲劳综合征两者之间症状上有较多的相似点,亚健康是一种动态的变化状态,是人体介于健康与疾病之间的边缘态,既可转化为疾病状态,也可转化为健康状态。医学专家还认为,长期处于亚健康状态容易导致肿瘤、心血管疾病、呼吸及消化系统疾病和代谢性疾病等,并且亚健康的产生可能源于人的生存和发展与生态环境、社会压力、生活方式等的系统失衡[24]。而慢性疲劳综合征只是疾病状态中的一个病种,在总人群中发病率约占1%。依据慢性疲劳综合征的诊断标准,主要集中在躯体表现方面,尤其是疲劳,并伴随有一些其他症状,较少涉及心理状态和社会适应性方面的内容,因此,慢性疲劳综合征是一种躯体性疾病[25]。

社会竞争越来越激烈,紧张的生存压力使得人的生存发展与社会压力之间的系统平衡出现失调,久而久之则导致心理失衡、神经系统功能紊乱、内分泌失调、机体抵抗力下降,反复的恶性循环,身体就会从健康向亚健康转化,最终导致疾病[26]。除此,还有先天遗传、心理问题及个性特征等[27]影响因素。

于春泉等[28]运用中医理论通过描述性分析,归纳总结了构成心气虚证、心血虚证、肝气郁结等15种证候的3种症状,即特征症状、基础症状、相关症状。周宝宽[29]认为亚健康属"未病"范畴,且是未病之核心,同时他也认为补气与补阳是防治亚健康的主要途径。2006年中华中医药学会发布的《亚健康中医临床指南》[30](ZYYXH/T2-2006)在亚健康的综合评定流程中认为,如果存在目前医学上不能解释的症状表现,且持续3个月或以上者,可依情分别被判断为处于躯体亚健康、心理亚健康、社会交往亚健康状态。但以上亚健康诊断标准均未列出具体的症状指标,仅能对亚健康进行定性的判断,无法做出定量的测量。

2. **亚健康的分类** 亚健康状态是介于健康与疾病之间的临界状态,一般指人体在无器质性病变情况下所发生的一些功能性改变,因此其分类分型研究比较困难,争议也很多。亚健康大体上分为躯体性、心理性和人际交往性3种状态,因此可分为躯体亚健康、心理亚健康和社会交往亚健康3大类。董玉整[31]认为,亚健康既表现为个体亚健康,又表现为群体亚健康和社会亚健康,且这三者之间有着内在的联系,而个体亚健康又表现为躯体亚健康、心理亚健康、情感亚健康、思想亚健康和行为亚健康。

(1) 躯体亚健康:又称为生理亚健康。主要表现为躯体的慢性疲劳,如浑身无力、容易疲倦、肌体酸痛、咽喉痛、低热、眼睛易疲劳、无缘由的头晕、头痛、失眠、耳鸣、目眩、胃闷不适、颈肩僵硬。此外,还有易感冒、易出汗、易便秘、易晕车、胸闷心悸、晨起时有明显不快感、食欲下降或有饥饿感却没胃口等。

(2) 心理亚健康:最常见的是焦虑,主要表现为担心、恐慌。其次是精神不振、记忆力减退、注意力不集中、坐立不安、妒忌、孤独、心烦意乱、抑郁、失眠、健忘、反应迟钝、想象力贫乏、情绪易激动、遇小事容易生气、焦虑、害怕、爱钻牛角尖、过于在乎别人对自己的评价等。

(3) 情感亚健康:主要表现为人际关系的淡化。表现为对人、对事的态度冷淡、冷漠,常有无助、无望、空虚、自卑、猜疑、自闭、溺爱、机械以及婚外恋、早恋等;或表现为人际关系紧张、家庭不和睦、难以适应新环境、工作学习有困难等。

(4) 思想亚健康:亚健康表现在思想上,是指人们在世界观、人生观、价值观上存在着不利于自己和社会发展的偏差,容易偏执、轻信或固执等。比如,有的人没有经过思考就接受了一个观念:只要一心一意地去练功,就不会生病,即使生病了,也不用吃药打针,以为有了功,就有了一切。

(5) 行为亚健康:亚健康很多时候都表现在行为上,比如有行为失常、无序或行为不当等。行为亚健康有的是自觉的,有的是不自觉的。从个体对行为的管理和控制能力及经验来看,行为亚健康源于个体对行为的失控、错控。

3. **亚健康的鉴别方法** 亚健康状态有症无病,没有特异性病理机制可究,因此亚健康状态的评估诊断也难以形成统一标准。目前的评价方法主要有:① 量表或问卷评估法,如采用通用的症状自评量表、康奈尔医学指数或健康评估量表等,也可以根据具体情况自编量表或问卷。② 实验室或临床检查法,借助常规监测仪器或专用亚健康检测仪器检测躯体生化指标的变化。③ 模型和统计学方法,运用计算机技术建模,对采集的各种证候进行分析。④ 其他方法,如运用现代分子生物学技术,或者望、闻、切诊等。

量表是用于衡量主观感受(软指标)的一种诊断工具或评价方式,已成为医学科研及临床工作的重要方法和途径,应用于心理测量、生存质量测评等。由于亚健康多表现为主观感受上的各种不适症状,因此也可用量表或问卷形式来进行评估。量表中广泛使用的是关于具体症状的问题或高度概括性的问题。国际上心理行为或躯体症状的综合评定及筛查精神心理疾病的量表多倾向于使用关于具体症状的问题。

(1) 症状自评量表(symptom checklist - 90,SCL - 90):症状自评量表[32]在国外应用广泛,该量表共 90 个问题,包括感觉、思维、情感、意识、行为、生活习惯、人际关系、饮食和睡眠等心理精神症状学内容。每个问题按照无、轻、中、重、严重 5 档赋值 1~5 分,统计指标包括总分、总均分、阳性项目数、阳性症状均分、因子分等,能反映个体或某一群体的心理卫生问题。SCL - 90 是测试亚健康者心理健康状态的有效工具,其自评结果可作为亚健康临床心理状态判断的标准。

(2) 康奈尔医学指数(Cornell medical index,CMI):康奈尔医学指数[33]是美国康奈尔大学 Wollff 和 Brodman 等编制的自测式问卷,包括躯体症状、家庭史和既往史、一般健康和习惯、精神症状 4 方面内容,共分 18 个部分,195 个问题。CMI 的主要特点是反映症状丰富,症状涉及多个系统,能收集到大量临床上容易忽视的躯体和行为问题。CMI 附有神经症识别图,用于对人的生理、心理健康状况进行识别分类。识别图纵轴为 C(循环系统)、I(易疲劳)和 J(疾病的发生频率)3 项得分之和,横轴为从 M 到 R(精神自觉症状)的 6 项得分之和。以 C、I、J 总分和 M~R 总分为评分依据,根据每个人的得分找到相应的坐标点,把坐标点分为 4 个区以识别健康状况,Ⅰ区(健康)、Ⅱ区(准健康)、Ⅲ区(准神经症)、Ⅳ区(神经症)。根据刘欢欢等[34]的研究,识别落入Ⅲ区的且不良心理状况持续 2 周或以上时间者属心理亚健康。

(3) 健康评估量表(mental developmental index,MDI):健康评估量表[35]是 WHO 用于评定对人类生命危害最大的疾病所提示的各项指标的量表,根据被测者的实际检测状况逐项打分。打分依据主要包括心脑血管疾病监测及中风预报、恶性肿瘤征象提示、脏器病变提示、血液及过敏性疾病提示、体内污染测定、内分泌系统检查、肢体损害探测、服药效果探测等躯体性指标,以及近年来增加的心理、社交障碍指标等。

(4) 其他常用量表:生存质量测定量表简表(WHOQOL - BREF)、焦虑自评量表(SAS)、抑郁自评量表(SDS)和艾森克个性问卷(EPQ)等也常用于心理亚健康的调查研究。

(5) 自制调查问卷或量表:亚健康相关的躯体、心理和社会领域的症状因子较多,应根据人群结构和工作及生活环境区分各因子的作用,并确定权重,以正确评价亚健康。国内多个研究机构进行了量表研制,如韩标等[36]研制的《亚健康状态躯体症状自评量表》,有 16 个条目,分疲劳感觉、疼痛感觉、睡眠问题和胃肠不适 4 个方面。李海峰等[37]研制的《亚健康证候测试量表》,有 64 个条目,分精力状况、情志精神状况、躯体症状及其他表现 4 大块结构。王学良等[38]研制的《亚健康状态中医证候调查表》,包含躯体症状、心理症状、社会症状 3 个方面,共 72 个条目。于春泉等[28]设计的《亚健康人群中医基本证候流行病学调查问卷》包括自填与访谈两大部分。许军等[39-47]研制的《亚健康评定量表》(SHMS V1.0)根据性别和年龄分组,建立该量表总分及生理、心理、社会亚健康子量表得分的均数常模,以 5% 的百分位数间隔建立百分位常模,将健康状态划分为疾病、重度亚健康、中度亚健康、轻度亚健康及健康 5 种状态,建立划界常模。此外,还有许多自行研制的量表或问卷。

(黄太浩)

(三) 肝系疾病量表研究及应用

《黄帝内经》病机十九条记载"诸风掉眩,皆属于肝"。中医肝病,可分为两类:一类为传统中医肝病,包括肝气、肝火、肝风、肝热、肝阳、肝郁、肝厥、肝虚、肝实等;另一类为现代中医肝病,包括病毒性肝炎、肝硬化、代谢异常性肝病、酒精性及药物性肝损伤等所有肝脏疾病[48]。西医学里的肝病指的是以解剖形态学为基础的肝脏器官的疾病,例如病毒性急、慢性肝炎,肝硬化,血吸虫肝病,脂肪肝,肝脏囊肿以及肝脏海绵状血管瘤等。据 WHO 报道,全球约 20 亿人曾感染 HBV,其中 2.4 亿人为慢性 HBV 感染者[49],每年约有 65 万人死于 HBV 感染所致的肝衰竭、肝硬化和肝细胞癌[50],在全球范围内造成了沉重的经济负担。随着疾病谱的变化和医学的发展引发了健康观和医学模式的转变,健康的定义已不再是简单的没有疾病或虚弱状态,而是身体素质、精神面貌、社会生活的完好状态。肝脏疾病具有长期性、迁延性及反复发作的特点，以及治疗和认识上的误区，导致患者处在精神痛苦和心理折磨中，生活质量显著下降。生存质量又称生命质量、生活质量等。WHO 对生存质量(quality of life,QOL)的定义是[51]：不同文化和价值体系中的个体对于他们的目标、期望、标准、所关心的事情及有关生存状况的体验。Cox 等[52]提出生活质量研究在医学领域有 4 方面应用：① 人群健康状况的测量。② 资源利用的效益评价。③ 临床疗法及干预措施的比较。④ 治疗方法的选择与决策。其中用于药物疗效和治疗方案的评价和选择这两点尤为重要。中医强调和重视患者整体生活质量和个人主观感受在疾病诊断、发展及治疗过程中的变化，将生命质量引用到中医肝系疾病的研究中也是切实可行的。所以基于患者自我评价健康相关的生存质量已被认为是慢性肝病自然病史的重要方面和评价治疗效果的重要手段[53]。

1. 国外肝系疾病量表研究进展　国外对慢性肝病患者生存质量的研究已经比较深入，目前用于评价慢性肝病的量表大致可分为两类：肝病的普适性量表和与慢性肝病有关的疾病特异性量表。

(1) 用于肝系疾病的普适性量表：普适性量表包含与健康相关的躯体、心理和社会功能等方面内容，常用于评价总体健康状况。测试对象是一般人群和多种疾病群体。测评目的是为了解一般人群的综合健康状况和作为一种综合的社会经济和医疗卫生指标。其优点是可以了解疾病对健康状况的整体影响、允许比较不同疾病以测出预期之外的信息；缺点是不能充分集中于某个重要的问题、容易丢失临床上相对重要的变化、反应度差[54]。经查阅大量文献，临床上常用于肝系疾病的普适性量表主要有 SF‐36 量表(the MOS 36‐item short form health survey, SF‐36)、WHO 生命质量量表(World Health Organization quality of life‐100, WHOQOL‐100, World Health Organization quality of life, WHOQOL‐BREF)、Marilyn Bergner(1975)疾病影响程度量表(sickness impact profile, SIP)、SCL‐90 症状自评量表(symptom checklist‐90)、诺丁汉健康量表(Nottingham health profile, NHP)、欧洲五维健康量表(EuroQol‐5 dimension, EQ‐5D)、美国杜克大学华裔教授 Zung 于 1965 年编制的焦虑自评量表(self-rating anxiety scale, SAS)及抑郁自评量表(self-rating depression scale, SDS)等，以上量表从不同的角度研究肝系疾病患者的生存质量。

1) SF - 36 量表: SF - 36[55]是由美国医学局研究组(Medical Out-comes Study, MOS)开发的一个普适性测定量表,由 36 个单项组成,包括 8 个主要方面,即生理功能、角色生理状况、社会功能、心理健康状况、角色心理状况、活力、躯体疼痛、主观健康状况。SF - 36 中测量的 8 个健康概念是从医学研究结局所包含的很多条目中选择,代表着广泛使用的健康调查中最常见的测量概念。该量表目前广泛应用于慢性疾病生存质量评价,具有很好的信度和效度,是国内外应用于肝系疾病患者生存质量研究最广泛的量表之一。潘化平[56]采用 SF - 36 量表,对 66 例慢性乙型肝炎患者和 60 例正常人对照进行生活质量的测量与评价,并对生存质量的影响因素进行单因素分析和多因素逐步回归分析,得出结论是 SF - 36 适用于我国慢性乙型肝炎患者的生存质量的测定。刘静等[57]使用 SF - 36 量表评估 S-腺苷蛋氨酸干预乙肝后肝硬化患者的生存质量,结果显示,除 PF(躯体功能)及 MH 维度(精神健康)外,乙肝肝硬化患者其余维度得分均低于健康人(均 $P < 0.05$),提示乙肝肝硬化患者在生理领域、情感领域、社会功能、躯体症状、精力等方面均有不同程度受损,生存质量普遍低于健康人。这与国内外多位学者的报道相一致。易露茜等[58]研究显示,SF - 36 量表的 PF 维度、MH 维度无法区别治疗前后慢性乙型肝炎患者生活质量的变化。SF - 36 量表毕竟是一个普适性量表,将普适性量表用于肝病这一特定疾病的生存质量的测量,可能出现不能充分集中于感兴趣的问题、丢失临床上比较重要的变化、反应度差等缺点。

2) WHOQOL - 100 和 WHOQOL - BREF: WHOQOL 是由 WHO 研制的、用于测量个体与健康有关的生存质量的国际性量表[59]。目前,已经研制成的量表有 WHO 生存质量测定量表(WHOQOL - 100)和 WHO 生存质量测定量表简表(WHOQOL - BREF)。WHOQOL - 100 包含 100 个问题条目,覆盖了与生存质量有关的 6 个领域和 24 个方面,每个方面有 4 个问题条目,另外还包括 4 个关于总体健康状况和生存质量的问题。虽然 WHOQOL - 100 能够详细地评估与生存质量有关的各个方面,但是因为条目过多,完成量表时间较长,未广泛应用。WHO 在 1996 年又推出生存质量简表(WHOQOL - BREF),内容包括生理、心理、社会关系、环境 4 个领域,共 26 个条目,具有较好的内部一致性、良好的区分效度和结构效度,各个领域的得分也与 WHOQOL - 100 量表相应领域的得分具有较高的相关性,被较多研究者用于肝移植患者的生存质量研究[60]。侯彩秀等[61]采用 WHOQOL - BREF 和社会支持量表对 50 例肝硬化患者(肝硬化组)和 30 例健康人(对照组)进行生活质量及社会支持状况调查和评定显示,肝硬化组患者生活质量和社会支持总分较对照组显著降低(均 $P < 0.01$),且两者呈显著正相关($r = 0.63$,$P < 0.01$),而社会支持低的患者其生活质量也较低。

3) 疾病影响程度量表(SIP): SIP 由 Bergner 等研制开发,除了对使用人群进行自理能力的评估外,该量表还重点评价了患者的情绪状态和社会角色完成情况。SIP 量表包含 3 大方面,12 个亚组,136 个问题。这 3 大方面包括运动能力(3 个亚组)、心理适应能力(4 个亚组)、自理能力(5 个亚组)。该量表旨在评价患者完成各种日常生活时自我感觉自理能力受限的程度。SIP 具有广泛的评估范围,可以对很多的健康问题给予评价,并且适用于不同的人群,但也因较长,填写时相对耗时,因此使用受限[62]。

4) 诺丁汉健康量表(NHP): NHP 由 Hunt 等研制开发,是一个由两部分组成的自我评估问卷。第一部分包括 38 个问题,重点评价患者的主观健康感觉情况。第二部分在一些内容的界定方面比较模糊,并不适用于所有人群。相对于其他量表,NHP 多被应用于重型肝炎、肝硬化、肝癌等损伤较为严重的患者,因此对于病情相对平稳的患者而言则缺乏灵敏度[63]。

5) 欧洲五维健康量表(EQ - 5D): EQ - 5D 由欧洲生命质量工作组(EuroQol Group)研究开发,包括自评健康状况问卷及视觉模拟标尺评分两部分。效用值积分体系与量表配套使用,可以将受访者自评的健康状态转换为能进一步计算质量调整生命年的效用值(也即生命质量权重)进行成本效用分析。使用方便、简明易懂是其最大的特点[64]。贾元熙等[65]取整群抽样的方法,运用 EQ - 5D - 5L 量表连续调查 HBV 携带者、慢性乙肝活动期和非活动期、代偿性肝硬化、失代偿性肝硬化及肝细胞癌患者各至少 100 名。比较不同患者的健康相关生命质量(health-related quality of life,HRQOL),发现 EQ - 5D - 5L 适用于我国慢性 HBV 感染人群,具有较好的效度、信度和响应度,但敏感度较低,对轻症患者有一定程度的天花板效应。

6) SAS、SDS、SCL - 90: 慢性肝病患者不仅躯体经受病痛的侵害,心理健康问题也不容忽视。我国有很多研究者运用 Zung 于 1965 年编制的焦虑自评量表 SAS、抑郁自评量表 SDS 和由 Derogatis 于 1973 年编制的 SCL - 90 症状自评量表对乙型肝炎患者进行心理评估。有学者[66-67]随机将慢性乙型肝炎患者分为两组,对照组仅采用疾病常规护理和一般心理护理,观察组在常规护理的基础上进行一般性心理护理干预。采用焦虑自评量表(SAS)和抑郁自评量表(SDS)评定两组患者干预前后焦虑、抑郁情绪的变化。结果两组患者治疗前焦虑自评量表(SAS)和抑郁自评量表(SDS)比较无明显统计学差异。采用症状自评量表(SCL-90)评定乙型肝炎患者的心理状况,发现精神心理因素不仅影响着乙肝的发展和预后,也直接关系到药物疗效的好与差。提示在药物治疗的同时,应加强心理治疗[68]。刘静等[69]将门诊就诊的 100 例慢性乙肝患者随机分为实验组 51 例和对照组 49 例,采用症状自评量表(SCL-90)和健康状况调查问卷进行调查,结果显示心理干预可改善慢性乙型肝炎患者的健康状况,提高生活质量。

(2) 用于肝系疾病的特异性量表:疾病特异性量表是针对某一病种,在同种疾病患者不同干预措施之间进行健康相关生命质量的比较,对不同疾病不能进行同等评价。普适性量表不能满足肝病患者生存质量研究的需要,因为其对于肝病特异性症状带来的生存质量的改变缺乏细致的评估,近些年来,肝病特异性的量表逐渐出现并得到越来越多的应用。目前常用的具有代表性的特异性量表主要有肝炎生命质量问卷(the hepatitis quality of life questionnaire, HQLQ)、慢性肝炎问卷(chronic liver disease questionnaire, CLDQ)、肝脏疾病生存质量量表(liver disease QOL, LDQOL1.0)、肝脏疾病症状指数 2.0(liver disease symptom index 2.0, LDSI2.0)、美国糖尿病、肾病和消化系统疾病问卷(the national institute of diabetesand digestiveand kidney disease questionnaire, NIDDK-QA)等。

1) 肝炎生命质量问卷(HQLQ):由 Bayliss 等[70]于 1999 年研制开发利用,在 SF-36 基础上增加了 3 个与慢性丙型肝炎患者生命质量有关的普适性条目(积极康乐、睡眠困倦或梦幻、健康压力),还包括 2 个丙型肝炎特异性条目(丙型肝炎引起的健康压力和制约),共 13 个维度,56 个条目。此量表常用于慢性丙型肝炎患者的生存质量的测定。Chen 等[71]使用 HQLQ 对慢性乙肝患者的生命质量进行评估,证明其具有良好的信度和反应度,是医务人员对慢性肝炎患者生命质量评估的有效工具。

2) 慢性肝炎问卷(CLDQ):由 Younnossi 等[72]学者编制,通过 60 例肝病患者的临床表现进行分析,并和 20 位肝病专家协商,在 156 项相关问题中,通过因子分析、归类制定出该量表,该量表基于肝病患者常见的临床表现,分为腹部症状(AS)、乏力(FA)、全身症状(SS)、活动(AC)、情感功能(EF)、焦虑

(WO)6 个维度,29 个条目。适用于慢性肝病的不同阶段及不同严重程度患者生命质量的评价。CLDQ 于 21 世纪初引入我国用于慢性肝病生存质量及临床疗效的评估。例如吴创鸿等[73]曾经对 CLDQ 进行翻译,并用于乙型肝炎患者生存质量的测试。张静等[74]选取 90 例慢性乙型肝炎患者随机分为实验组和对照组,实验组采用健康教育等心理干预措施,两组用 CLDQ 问卷在住院病情稳定后和出院前分别进行两次测试,结果显示在常规药物治疗基础上配合心理干预,可以有效改善慢性乙肝患者的肝功能和生活质量。郭新峰等[75]采用 CLDQ 对乙肝病毒携带者进行调查,目的是评价慢性肝病卷(CLDQ)试用于我国慢性乙肝肝炎病毒携带者生存质量的信度和效度。结果 CLDQ 内部一致性信度较高,与其他研究一致。Lam 等[76]用香港翻译版的 CLDQ 在我国香港通过对 72 例健康者和 78 例慢性乙肝患者进行问卷调查,系统比较和分析了 CLDQ 与香港翻译版的 SF-36,结果显示香港翻译的 CLDQ 对于慢性乙型肝炎的研究具有很好的信效度。但是,和普适性量表如 SF-36 比较,它虽然也可以反应肝病的严重程度,但在生活的精力及情感方面的测试分支明显缺乏特异性,从而不能捕捉肝病患者的一些特殊改变。

3) 肝脏疾病生存质量量表(LDQOL1.0):Gralnek 等[77]制订的 LDQOL1.0 量表信息来源于肝病专家、综述文献和等待肝脏移植的患者,以 SF-36 为核心,并增加了 12 个与肝脏疾病相关的项目,包含 77 个特异性条目。较多用于肝移植患者的生存质量测评,囊括领域较为广泛,可获得的信息相对详细,但因此较为冗长,当完成时间有限或有多个量表需要进行比较时,则不能作为首选。此量表较多的用于肝移植患者的生存质量测评。钟丽等[78]将 58 例肝癌患者随机分为肝移植组和肝部分切除术组,在术前和术后 1 个月、6 个月、12 个月、18 个月、24 个月分别采用 LDQOL1.0 分析患者的生存质量,结果显示肝移植能有效改善肝癌患者生存质量。齐明华[79]等使用肝病生存质量量表(LDQOL1.0)对 100 例慢性病毒性肝炎患者进行生存质量测试,发现量表的标准效度 80% 的维度天花板效应和地板效应<20%,克朗巴哈系数>0.7,12 个疾病特异性维度中有 6 个维度与 SF-36 的相应维度相关性好(Pearson 系数>0.5,$P<0.05$);因子分析提示 12 个疾病特异性维度中有 7 个维度与原量表构建时需要反映的维度一致。LDQOL1.0 在慢性病毒性肝炎患者中测试生存质量,大部分领域信度、效度和区分度较好,可以用于临床工作。有研究者将 LDQOL1.0 翻译成韩语版进行测试,对 121 例患者进行测评,发现肝病特异

性 12 个领域里,量表的内在一致性较好,α 系数在 0.69～0.94,只有社会交往这一领域的 α 系数不高,只有 0.56;除了社会交往和睡眠这两个领域,各领域得分与 ChildPugh 和 MELD 不同评分相关性较好,说明量表可以区分不同严重程度的病例。结论认为韩语版的 LDQOL1.0 有较好的信度和效度,可以用于测评韩语患者[80-82]。

4) 肝脏疾病症状指数 2.0(LDSI2.0):LDSI2.0 相较于上述量表有的过于狭窄,有的过于冗长,对于疾病症状对生命质量的影响并没有相关条目进行评估。相比之下,LDSI2.0 作为一个简明、短小的问卷,已被广泛应用于肝硬化、肝移植等不同阶段的慢性肝脏疾病患者生命质量的评估,主要针对慢性肝病的皮肤瘙痒、关节疼痛、右上腹痛、白天嗜睡、家庭情况、食欲下降、抑郁、惧怕并发症和黄疸 9 项严重症状进行评估,不仅能评估症状的严重程度,还能反映出上述症状对患者日常生活的影响[83-84]。

2. 我国肝系疾病量表研究概况 普适性量表在反映肝病患者的生活质量、焦虑抑郁程度等占优势,同时也有利于同种量表做不同研究间的交流比较。但是这些量表特异性较差,无法精确反映肝病患者的特有临床变化。特异性量表可以用于慢性肝病的生存质量评价,评价肝病的严重程度,但在生活的精力、情感方面,焦虑、抑郁方面的测试分值缺乏特异性,无法捕捉肝病患者的一些特殊情绪、心理改变。在我国,用于肝病患者的生存质量测定量表多数是从国外翻译的相关量表,虽经考核具有较好的信度和效度,但生存质量是有文化依赖性的,必须建立在一定的文化价值体系下,国外的量表有很多方面不适合中国的国情。如外国量表对宗教信仰、个人隐私、性生活等十分重视,而国人比较看重饮食文化、纵向家庭亲情和工作稳定等。生存质量测定是深深扎根于本民族文化土壤中的,带有明显的文化烙印。所以,我国的临床研究者也开始自行研制针对肝病患者的生存质量测定量表,主要表现在以下两个方面。

(1) 自行研制肝系疾病生命质量量表:万崇华[85]等较系统地开发了我国的慢性病患者生命质量测定量表体系(QLICD)。该体系目前包括一个可以用于各种慢性病的共性模块 QLICD - GM 以及在此基础上形成的各种慢性病的特异测定量表,其中包括针对慢性肝炎患者研制出的慢性肝炎量表(QLICD - CH)、针对肝癌患者生存质量测定量表(QDL - LC),王超秀等[86]用此量表评定 108 例慢性肝炎患者的生命质量来对其进行评价,证明 QLICD - CH 具有较好的信度、效度及反应度,能作为我国慢性肝炎患者生命质量的测评工具。在全国范围内组织专家反复讨论、修订、分级、量化、研制量化表的过程中,无疑借鉴了生存质量中量表测评的方法。《中药新药临床研究指导原则》中首次对病毒性肝炎、肝癌的症状进行分级量化,根据症状在证候中的权重赋予不同的分值,并拟定证候疗效判定标准[87]。但《中药新药临床研究指导原则》中提供的疾病症状量化表,针对的病种仅仅是西医的某种疾病,而非中医的"病"。病毒性肝炎的症状量化表并不适用于所有的中医肝病的评价。该量表并不能由患者直接填写,而要医生做出判断后再分级。这就与生存质量的测评目的为重视患者自身的报告有很大的差别。这种症状量化表缺乏中医理论的模型,量表的条目之间毫无关联,更无法进行量表内部的信度、效度分析。王哲等[88]编制了适用于测量肝证患者情绪状态的中医肝藏象情绪量表,并进行试测及信度、效度检验。李跃平等[89]在新编 Well‐being 生存质量量表(New Well‐being Scales,NWS)的基础上,结合乙型肝炎患者特殊的生理、心理和社会功能状态,并吸收 WHO 生存质量测定量表(WHOQOL)的思想,编制成乙型肝炎患者生存质量测定表(QOL‐HBV),并对该表的信、效度进行初步考核,结果是 QOL‐HBV 具有较好的信度、效度,可以作为我国乙型肝炎患者生存质量简捷的测量工具。佘世锋等[90]研制了中医肝病临床疗效评价 PRO 量表,量表的条目包括了中医肝病临床的主观症状和体征。陈非凡等[91]参照 PRO 量表的研制,在中医肝病理论的指导下,制定了中医肝病 PRO 量表。在此基础上杨小兰等[92]对其进行分析和科学性再考核,结果表明中医肝病量表具有较好的信度、效度和一定的反应度,可用于中医肝病的临床疗效评价。针对中医证候量化问题,坚持中医学理论特色,基于按标准化程序对观察结果以数量化方式进行评价和解释的研究方法,研究中医证候量表的制定方法并进行实际应用的评估,可为运用中医药诊疗疾病提供切实可行的、针对性强的评价工具[93]。石鹏岩等[94]筛选临床肝硬化患者典型症状,参考国内外相关量表条目,在结合我国国情和体现中医药治疗特色基础上,拟订了肝硬化患者中医生存质量量表(QOL‐LC),与国际公认的 CLDQ 量表进行比较,抽取 100 例肝硬化者分为中、西医两组,以评价所拟量表的可行性、效度、信度、反应度,发现 QOL‐LC 的效度、信度和反应度均较好,QOL‐LC 量表对中西医治疗疗效都能做出全面评价,且均优于 CLDQ 量表。

(2)肝系疾病中医证候有关量表制订:陈泽奇等[95-96]编制了中医肝脏常

见四证(肝阳上亢证、肝胆湿热证、肝火上炎证、肝气郁结证)评定量表,均具有较好的信度和效度,对于四证的证候识别和疗效评价有一定的临床应用价值。乐敏等[97]通过收集文献中有关慢性乙型肝炎脾虚证的主要证候,结合专家问卷调查结果,形成初始量表;对 50 例慢性乙型肝炎脾虚证患者进行小样本预调查,以 t 检验、方差分析、因子分析和相关性检验的方法对调查结果进行条目分析,并对初始量表的条目予以修正,形成慢性乙型肝炎脾虚证候量表;利用量表测试 241 例慢性乙型肝炎脾虚证患者,从效度、信度、反应度 3 个方面评价量表的价值;编制出含 10 个条目的慢性乙型肝炎脾虚证候量表,分为腹胀、纳差、乏力、神疲嗜睡、便溏、衄血 6 个维度,该量表可较好地区分病情程度,较为灵敏地反映中医疗效。

中医重视主观症状在疾病个体化发生发展、诊断治疗过程中的作用,从总体角度把握生命和健康,与关注生命质量状态的生命质量量表评价有共性特点。中医特色肝病量表的制定,融入了中医四诊信息及中医证型的内容,从一定角度丰富了国际既有量表,也是对中医四诊信息量化、客观化的有效补充。现阶段中医量表存在的量表设计随意化,信度、效度评价以及总结、统计的欠缺,加上中医证候规范化的不完善以及大样本量临床试验的缺乏,所有这些都限制着中医肝系疾病量表发挥其标准量化的作用。对于如何科学、合理地将量表测定纳入中医肝病辨证施治的疗效评价体系的研究,我们必须坚持中医理论为指导,采用现代流行病学方法,通过科学、合理的试验设计,进行辨证施治的临床研究,了解不同量表对治疗效果的评价的有效性,从而判定其优劣,为量表制定提供必要的科学依据,逐渐将量表测定纳入中医辨证施治的疗效评价体系中,使之更加科学化、客观化。

(李雪平)

(四)心系疾病量表研究及应用

心为五脏六腑之大主,主血脉、藏神明。从中医角度,心系疾病包括 3 类:一是与心主神明功能有关的疾病,包括西医学的神经系统病变及心理疾病;二是与心主血脉功能相关的疾病,主要为西医学的心血管系统疾病;三是心与其他脏腑相关的疾病。此处探讨的是中医心系疾病中与心主血脉功能相关的疾病,即主要为心血管疾病的量表研究与应用。

1. 心系疾病证候诊断量表(问卷)的研制及应用 量表力图精确客观地记录患者的体表症状,避免因为医师的主观化所导致的偏差,因此其可成为中医证候诊断的可行工具。

曲淼等[98]通过横断面的临床流行病学调查,对心系亚健康状态常见症状进行统计分析,探讨其分布特点和组合规律。15 个心系症状聚类后为 F1:气短、胸闷、心慌;F2:多梦;F3:夜里醒来、早醒、难以入睡;F4:容易出汗;F5:疲乏、头脑昏沉、烦躁、健忘;F6:眼睛不适;F7:口腔溃疡;F8:怕冷。心系亚健康状态以烦躁、健忘、疲乏、头脑昏沉 4 个程度较重的主要症状为一类,又以早醒、难以入睡 2 个程度较重的次要症状和夜里醒来组成与睡眠相关的症状群,两者常表现在心脾两虚证候中;心慌、气短 2 个主要症状和胸闷组成一类症状群,常表现在心气虚、心阳虚证候中。林巾孝等[99]对冠心病(稳定性心绞痛)中医证候要素、证候特征、证候病机演变规律进行研究,制订了冠心病(稳定性心绞痛)临床专家调查问卷,具有较好的信度及效度,能够全面反映冠心病患者的症状和体征。杜雪翠[100]通过文献调研、临床流行病学调查、专家咨询,研制了心悸(室性早搏)阴虚火旺证宏观诊断量表,综合测评表明该量表的信度、效度及反应度良好。在此基础上建立了心悸(室性早搏)阴虚火旺证量化诊断模型和标准,诊断阈值为 277。戴霞等[101]制订老年高血压病肾气亏虚证宏观诊断量表,不仅包括患者自评头晕、腰酸等症状,还包括舌脉维度如舌质淡白、脉沉、脉细、脉弱,并检测信度、效度值,结果发现该诊断量表具有良好的信度和效度,可以作为老年高血压病肾气亏虚证的证候诊断研究的工具。刘伟等[102-103]研制了充血性心力衰竭的中医证候量表,并对量表的信度与效度进行了评价,同时随机抽取部分患者进行中文版 SF-36 生活质量量表调查,结果发现该量表情绪维度与 SF-36 量表各维度的相关系数相对在 0.29～0.53 之间,寒热维度与 SF-36 量表各维度的相关系数相对在 0.32～0.59 之间,其余各维度与 SF-36 量表各维度的相关关系多数在 0.5 以上,说明该量表与 SF-36 量表总体相关性适中。

笔者研究团队以"十问歌"为纲,通过文献梳理、专家讨论,研制了包括寒热、汗、头身胸腹、饮食口味、二便、睡眠、情绪、妇女 8 个维度,66 个条目的中医心系疾病问诊量表,在此基础上,借助多元统计学方法进行症状的筛选,同时对量表的内部一致性信度、重测信度、评分者信度和内容效度进行了评价[104-105]。该量表实现了中医心系问诊信息的规范化和数字化。为了探讨心血管疾病的中医问诊分类特征,运用中医心系问诊量表和采集系统采集了 3 021 例心系疾病患者的信息,建立了中医心系问诊的隐结构模型[106],基于问诊信息应用支持向量机和人工神经网络建立心血管疾病常见证型心气虚、心阳虚、心阴虚、痰浊、气滞以及血瘀证的证候模型[107]。

2. 心血管疾病疗效评价量表（问卷）的研制及应用 心血管疾病病程时间长，需要长期药物治疗，心血管患者在治疗期间其生存质量及心理状态等方面作为临床疗效的重要组成部分，其临床疗效的评价结果直接影响临床治疗方案的制定和调整。患者报告结局（patient reported outcome，PRO）是直接来源于患者个人的感受，体现患者最关心的症状和问题，是临床结局评价的重要手段，在西医学中得到越来越多的重视和应用，尤其在心血管疾病领域，应用较为广泛。根据心血管疾病疗效评价量表的使用范围，可以分为普适性量表及特异性量表两大类。

（1）普适性量表：应用于心血管疾病疗效评价的普适性量表最常见的是SF-36。SF-36常用于高血压病、心律失常的患者生活质量的评价、临床疗效的评价，而对于特异性量表较多的冠心病、慢性心衰等疾病不常使用。此量表包含躯体功能、躯体角色、肌体疼痛、总的健康状况、活力、社会功能、情绪角色和心理卫生等躯体健康（PCS）和心理健康（MCS）两个方面，8个维度，36个因子[108]。其他普适性量表如WHO生存质量量表（WHOQOL-100，WHOQOL-BRIEF）、诺丁汉健康量表（NHP），在心血管临床疗效评价应用相对较少。

（2）特异性量表

1）心血管疾病普适性临床疗效评价量表：生存质量指数—心脏版本（the quality of life index-cardiacversion，QLI），分为两部分，每部分各36个条目，内容包括健康和功能、社会经济状况、心理状态、家庭关系和总体状况5个维度，采用6级评分法，用于心肌梗死、心绞痛、心律失常患者生活质量的测定[109]。刘江生等[110]对中国跨地域20个城市28所医院7 937名对象进行了中国心血管患者生活质量评定问卷（CQQC）调查，建立全国常模，对性别、年龄、运动、教育、心理状态、家庭以及医疗条件进行区别。结果发现中国心血管患者生活质量评定问卷能反映年龄、性别、心理、运动、家庭、受教育程度、医疗条件和疾病对生活质量的影响，条目简短明了，容易操作。该问卷涵盖了冠心病、高血压和心力衰竭3种常见心血管疾病。李立志等[111]制定基于心血管疾病（冠心病、高血压和慢性心力衰竭）患者的自我感受测量，形成了心血管疾病临床疗效评价量表，包括躯体症状、社会心理因素和满意度3个维度，28个条目,具有较高的信度及效度,可作为心血管疾病患者报告的临床疗效评价的初级量表。

2) 冠心病临床疗效评价量表:评价冠心病的西雅图心绞痛量表(seattle angina questionnaire,SAQ)、心绞痛生命质量量表(angina pectoris quality of life,APQOL)都具有良好的临床反应性,在多个国家广泛应用于疗效评价。SAQ[112]包括躯体受限程度、心绞痛稳定状态、心绞痛发作情况、治疗满意度、疾病认识程度5个维度,19个条目,具有良好的信度、效度、反应度,临床操作方便,为冠心病最常用的量表。心肌梗死多维度量表(myocardial infarction dimensional assessment scale,MIDAS)包括躯体活动、不安全感、情绪反应、依赖、饮食、对药物及其副作用的担忧共7个维度,35条条目。其中,孤独和隔离对心肌梗死患者生命质量的影响最为显著[113]。郭兰等[114]研制冠心病患者生存质量评定量表,包括4部分,30个项目,分别为生理、心理、精神状态、社会适应能力和对冠心病防治知识认知水平,该量表信度和效度评估符合标准,可用于冠心病的临床研究。

3) 高血压病临床疗效评价量表:西班牙高血压生命质量量表(Spanish hypertension quality of life questionnaire,MINICHAL),包括躯体表现和精神状态2个领域。临床用于评价高血压患者生活质量,可操作性强,具有很高的效度和信度[115]。徐伟等[116]编制老年原发性高血压患者生活质量量表,包括躯体健康、心理健康和社会功能3个分量表,形成22项条目库,并进行条目分析和因子分析,以选取合适条目构成多维度量表的方法,编制和检验适合国情、符合老年原发性高血压特点的生活质量评定工具,可作为老年原发性高血压患者生活质量评定工具。杨瑞雪等[117]采用程序化决策方式,结合我国文化和语言背景,研制慢性病患者生命质量测定量表体系中的高血压量表(QLICD-HY),能反映出高血压患者治疗前后生命质量的变化,具有较好的信度、效度、反应度和临床可行性,可作为我国高血压患者生命质量的评定工具。

4) 心力衰竭临床疗效评价量表:明尼苏达心衰量表(Minnesota living with heart failure questionnaire,MLHFQ)[118]、堪萨斯城心脏病患者生活质量量表(Kansascity cardiomyopathy questionnaire,KCQ)[119]、左心功能不全量表(left ventricular dysfunction36,LVD36)等都是从不同侧重点对患者的症状报告、衣食住行等功能状态、运动耐量、社会功能、心理等多个方面进行评价,根据患者的自我反应评估患者的生活质量,评价临床治疗效果,预测患者的预后,是经济有效的临床疗效评价工具。MLHFQ 和 KCQ 在心衰方面最常应用。

5) 其他心血管疾病临床疗效评价量表:心律失常临床疗效评价量表大多数采用 MLHFQ 或者 SF‐36,房颤影响生存质量量表(atrial fibrillation effection quality of life,AFEQT)包括症状、日常活动、治疗的方式、治疗的满意度 4 个维度,20 个条目,临床操作性强,可应用于评价房颤患者的生活质量及临床干预的效果。郭晓辰等[120]研制病毒性心肌炎患者生活质量量表,包括生理维度、心理维度、社会维度 3 个维度,具有较好的信度、效度,可作为病毒性心肌炎患者生活质量的评价工具,并可用于中西医结合治疗病毒性心肌炎的疗效评价体系。

3. 心系病证疗效评价量表(问卷)的研制及应用 中医疗效评价量表是中医药界为了解决中医临床疗效量化与指标化的一个重要突破。这些量表在中医药临床研究中作为疗效判定标准的一个方面,已得到了较广泛的应用。

(1) 心系疾病中医疗效评价量表研制方法

1) 以中医理论为指导研制中医特色量表:多采用病证结合的疗效评价模式,以疾病、证候为维度,构建中医证候疗效评价量表。

王鸿琳等[121]根据病证模型构建了冠心病稳定型心绞痛痰瘀互结证患者的疗效评价计分表,包括疾病、证候 2 个维度,8 个条目,具体内容为疾病维度(胸痛、胸闷)、证候维度(心悸、气短、肢体沉重、口唇紫暗、舌象、脉象),胸痛、胸闷分别有 4 个二级条目(发作频率、持续时间、胸痛/闷程度、运动耐量)。吕美君等[122]在此基础上进一步完善,增加痰浊、血瘀、脾气虚 3 个方面,条目改为胸痛、胸闷、心悸、气短、面色晦暗、口唇青紫、痞满、食欲不振、口腻、身重 10 个条目。吴瑾等[123]以“以心为主,五脏相关”理论、“内伤七情”理论、“天人相应”理论为指导研制了冠心病稳定型心绞痛痰瘀互结自评量表,包括 2 维度,7 个条目,具体内容为疾病(胸痛、胸闷、运动耐量、诱因、气短)、证候(唇舌青紫、四肢沉重)。陈洁等[124]将阴平阳秘划分为形神统一(生理性领域)、人与自然社会统一(社会领域、独立性领域)、七情(心理领域)3 个方面,结合心系疾病对心主血脉内涵的论述,构建中医心系疾病 PRO 量表(报告结局指标,patient report outcome,PRO)的理论框架,作为心系疾病专用量表,生理领域根据脏腑学说,以心为主、五脏相关为理论,按生理领域分设胸闷痛、心悸、眩晕、气短

4 个主要方面,以及精神与疲倦、睡眠、小便合计 7 个方面[125]。该量表按照国际量表条目筛选的操作原则和方法进行,有利于在心系疾病的临床疗效评价中推广应用[126]。何庆勇等[127]以冠心病的主症并根据五脏相关学说主病的情况构建了 5 维度,30+1 条目的量表:生理领域 13 条、心理领域 7 条、独立性领域 3 条、社会关系领域 5 条、社会环境领域 2 条、总体评价 1 条。

2) 以国内外公认量表为蓝本研制中医特色量表:参照国内外公认量表,结合所研究目标人群的中医特点形成理论框架,研制中医特色量表。

朱婷等[128]研制中医特色冠心病生存质量量表,参照国内外公认的 SAQ、SF-36 等量表,在查阅大量文献和广泛听取专家小组意见的基础上,结合我国国情和冠心病患者中西医结合治疗的情况,增加中医特色的条目而形成。

林谦等[129]按照前瞻性、多中心、随机、双盲、对照临床试验方法,运用数学建模和高级统计方法等新的研究思路和方法,研制慢性心力衰竭中西医结合生存质量量表,在明尼苏达心衰量表的基础上,增加与心衰相关的中医特色条目,包含生理功能、角色限制、社会功能、活力、心理健康、医疗支持 6 个领域,建立了能够体现中医特色和优势的慢性心衰疗效评价体系,成为具有中医特色的慢性心衰中西医结合生存质量量表。

上述两种中医特色量表的研制方法,通常与专家问卷调查、文献研究、病例调研、专家讨论法等多种方法相结合,构建和完善量表理论框架,精简量表的维度及条目,使量表具有更佳的疗效评价作用。

(2) 心系疾病中医疗效评价量表具体应用:心系疾病中医疗效评价量表,少部分采用他评的测量方式,大部分采用自评测量方式。最终版本的量表条目数一般在 7～54 之间,完成测试的时间在 3～20 分钟之间,重测间隔最长不超过 2 周。

1) 心系病证量表:安海红等[130]基于证素辨证原理,对心系常见病如心悸、胸痹、不寐等病研制心系病证量表,通过文献回顾、教材梳理、标准收集对心系病证证候规范化,经频数统计,形成包括心主血脉,心主神志,心与窍、志、液及小肠相关 3 个维度,54 个条目,初步制定心系疾病量表,具有较好的信度、效度,对心系病证的辨证及临床疗效评价有一定的指导作用。

2) 冠心病病证量表:赵利等[131]参照国际量表研制指南,以中医理论为基础,研制适用于冠心病痰热证患者的中医四诊信息量表,包括 13 个条目和舌脉条目,为冠心病痰热证的中医药疗效评价提供特异性测评工具。吕映华等[132]研制冠心病心绞痛气虚血瘀证症状疗效评分量表,包括胸痛、胸闷、心悸、气短、神疲乏力、唇色紫暗 6 个疗效评分症状群,根据其发生率、重要性和严重性确定了各自权重因子和量表等级分值,信度良好,可为临床研究提供应用工具。高鹏等[133]根据国际量表开发的规则,在参考大量的国内外文献基础上,以中医基础理论为指导,研制了急性心肌梗死中医临床疗效评价生命质量量表,包括症状、生理、情志、社会 4 个维度,33 个条目,具有合格的信度和效度,可作为临床测评工具。

3) 高血压病证量表:郭全等[134]通过文献研究、大样本流调资料的回顾、专家讨论、条目分析及经验性筛选等方法,建立原发性高血压肝阳上亢证评定量表,对 128 例患者进行肝阳上亢证自评量表测试,结果发现该量表能够通过信度、效度检验,可应用于临床评价。

综上所述,目前国内外已广泛开展对心系疾病的诊断量表与疗效评价量表的研制及应用的研究,中医在此方面具有独特的优势。心系疾病的证候诊断量表与中医临床疗效评价量表的不断完善,对中医诊治心系疾病的研究具有重要的作用。

(梁颖瑜)

(五) 脾系疾病量表研究及应用

中医脾系疾病包括"胃痛""痞满""嘈杂"等 20 余个病证,相当于西医的常见消化系统疾病[135],是指在感受外邪、内伤饮食、情志不遂、脏腑功能失调等病因的作用下,发生在食管、脾胃、肠道的一类内科病证[136]。现阶段,中医诊断的规范化、客观化是研究主流[137],许多学者应用量表(问卷)法、粗糙集方法[138]、关联规则、决策树、贝叶斯网络[139]、层次分析法[140]等进行脾胃系疾病诊断的客观化研究。脾胃系疾病量表(问卷)能够为临床医生客观采集脾胃系患者的诊断数据、评价患者的病情提供更多、更真实、更精确的重要依据,在中医领域发挥着越来越重要的作用[141]。脾胃系疾病量表(问卷)的种类繁多,应用较广的有功能性消化不良量表、肠易激综合征量表、慢性胃肠病患者临床结局评价量表(PRO)、脾胃病辨证量表、便秘量表及脾胃病的专家问卷等。通过对检索的有关文献进行整理,综述脾胃系疾病量表(问卷)的应用概况如下。

1. 功能性消化不良类疾病量表研究 功能性消化不良量表的研究主要是在研制与考核方面,已研制出的量表有 3 个,胃痞患者报告结局量表、胃痞患者报告结局量表简短版、功能性消化不良证候分型诊断量表;考核方面主要是对功能性消化不良医生报告结局量表和功能性消化不良生存质量量表进行信度和效度的评价。侯政昆[142]按照国际最新的量表研制理念和流程,通过对条目库的构建、条目筛选和条目定性评阅等,完成了基于计算机自适应测试的胃痞患者报告结局量表的研制,量表包括 3 个领域,4 个方面,10 个层面,79 个条目。之后[143]又通过应用社会学资料调查表及胃痞患者报告结局量表全条目库版进行现场和网络调查,收集数据,应用各种现代测量理论技术筛选确定量表条目,经条目筛选得到 15 个条目的量表简短版,包含胃痞症状(8 个条目)及胃痞影响(7 个条目);进行属性评估后,得出胃痞患者报告结局量表简短版具有良好的方法学质量和报告质量。曹月红等[144]运用中医功能性胃肠病初量表横断面抽样研究方法、多维项目反应理论等方法制定了功能性消化不良的脾胃气虚证、肝郁证、热证、痰湿中阻证、气滞证 5 个中医证候分型诊断量表。

也有学者对功能消化不良类量表进行考核。刘凤斌等[145]翻译功能性消化不良生存质量量表(FDDQL),并对该量表进行信度、效度、区分度的考核,发现该量表的克朗巴哈系数、分半信度系数均大于 0.7,内部一致性、信度良好;从条目—领域相关性分析,该量表的各领域积分与总分相关性较强,相关系数均大于 0.7。罗迪等[146]对功能性消化不良医生报告结局量表进行计量心理学考核,发现该量表具有可行性,总分及各条目分的高低端组之间的鉴别度指数 D 值在 0.36～0.75 之间,具有良好的区分效度,总分及条目分效应大小在 0.48～1.53,标准化反应均数在 0.64～1.82,变化率为 43%～58%,反应度良好。

2. **肠易激综合征量表(问卷)的研究**　已研制出的量表(问卷)有肠易激综合征(IBS)患者报告结局量表、IBS 中医证候量表及 IBS 问卷。刘凤斌等[147]通过对 181 例 IBS 样本的临床调查数据进行探索性因子、逐步回归、离散趋势、克朗巴哈系数、频数分布和专家重要性评分等分析方法进行条目筛选,经筛选后得到 IBS 患者报告结局量表,其中包含 4 个领域,8 个方面及 43 个条目。官坤祥等[148]参照世界公认的生存质量量表的研究原则和方法,研制出 IBS 中医证候量表,含有 30 个条目,通过可行性分析、效度分析、信度分析,经过评价后,符合中医基本理论和临床表现。王珮珊等[149]在中医理论的指导下设计 IBS 问卷,并对新加坡和我国南京的肠易激综合征患者进行问卷调查,通过研究 IBS 肝郁气滞、肝脾不调、脾胃虚弱及肠腑燥热 4 种中医辨证分型的规律,发现新加坡与我国南京的 IBS 患者多属肝脾不调证型。梁颖瑜等[150]使用 IBS 患者报告结局量表探讨肝郁脾虚证和脾胃虚弱证腹泻型肠易激综合征患者的生存质量及影响因素,发现肝郁脾虚组患者生存质量自我总评分低于脾胃虚弱组,七情应激、心理障碍、社会关系紧张、医疗负担加重等方面的严重程度高于脾胃虚弱组。

3. **脾系疾病患者临床结局评价量表(PRO)的研究**　唐旭东研制的基于慢性胃肠疾病 PRO 量表与王维琼研制的中医脾胃系疾病 PRO 量表相比,前者着重强调"反流",把"反流"单列为一个维度;后者新增了"独立性"领域,且注重"生理功能"领域。唐旭东等[151]编制了普遍适用于慢性胃肠疾病的具有 6 个维度,35 个条目的基于慢性胃肠疾病患者报告临床结局评价量表,并对 274 份有效数据进行信度、效度分析,结果问卷信度和各条目区分效度较好,该量表具有较好的内在信度和效度。之后王萍[152]对唐旭东研制的基于慢性胃肠疾病患者报告临床结局评价量表进行条目的筛选和优化,量表的 35 条条目中删除 2 条条目,6 条需调整后进一步考查,同时还综合临床调查反馈信息对部分条目进行修改。王维琼[153]参照量表制定的程序化方式形成条目池,借助专家重要性评分、离散趋势法、因子分析、逐步回归、判别分析和克朗巴哈系数等统计学方法筛选条目,形成中医脾胃系疾病 PRO 量表,终量表包括 4 个领域,8 个方面,44 个条目,对量表进行评价,结果量表的生理、心理、环境、独立性 4 个领域的信度和效度都良好。刘凤斌等[154]采用现场调查的方式收集数据,分生理、心理、环境、独立性 4 个领域考核脾胃系疾病 PRO 量表的可行性和有效性,发现量表的分半信度、克朗巴哈系数、内容效度、结构效度、区分效度和可行性均良好。

4. **脾胃系疾病辨证量表的研究**　刘国萍等[155]通过流行病学的方法研制了探讨脾系疾病问诊的症状特征与症候关联性的中医脾系疾病问诊量表,量表包括寒热、汗、头身胸腹、二便、饮食口味、睡眠、情绪、妇女 8 个维度,还包括既往史、望诊、切诊等内容,共计 113 个变量;并使用因子分析方法对问卷采集的 1 310 例病例数据进行分析,在重点问诊部分和一般问诊部分都提取到了对应脾胃虚寒、湿热、肝胃不和等脾系疾病常见的证候要素的公因子。刘凤斌等[156]根据量表制定原则,对脾胃病辨证量表条目池中的条目进行量化和拆分,并经过专家分析、综合,最终建立了脾胃病辨证量表的临床应用版,包含一般条目、辨证及 93 条问题条目。之后他[157]分析 423 例考核样本中专家与电脑模拟专家诊断程序之间的吻合程度,来对脾胃病辨证量表的计量诊断方法的实际应用效果进行评价,结果发现内考核的电脑诊断和实际诊断主症与兼症的总符合率分别为 93.8％和 79.7％,外考核的电脑诊断和实际诊断主症和兼症的总符合率分别为 90.9％和 73.8％。

5. 便秘量表的研究　李晓[158]基于计算机自适应测试量表架构构建便秘患者报告结局量表包含 1 个领域,2 个方面,7 个层面,38 个条目。测量概念为便秘的症状和体征,反应尺度为 1～5 级,主要数据收集方式为患者独立填写,主要信息提供者为患者。郭荣等[159]自拟慢性功能型便秘患者严重度评分量表和慢性功能性便秘四诊信息(试用)量表,量表包含一般社会学特征及病史、症状、舌象、脉象共 80 项中医四诊信息,考核得出评分分表的灵敏度、特异度和准确度均较好;并对慢性功能性便秘四诊信息(试用)量表进行因子分析,得到慢性功能性便秘主要的 4 个证型,脾肾阳虚型、肝肾阴虚型、脾肺气虚型、肝气郁结型,其中脾肾阳虚型最多见。

6. 脾胃系疾病专家问卷的研究　专家问卷发挥了专家的集体效应,消除个别专家的局限性和片面性,是一种简捷、实用、高效、科学的综合评价方法[160]。吴圣贤[161]设计中医肝郁脾虚证问卷,应用流行病学(DME)方法进行专家问卷调查,对所得数据进行分析后得到中医肝郁脾虚证最常见的 5 个症状依次是脉弦、胸胁胀闷、纳呆食少、舌苔白和神疲乏力。李保良[162]应用临床流行病学方法进行专家问卷调查,并运用系统聚类与因子分析相结合的方法挖掘调查表信息中隐含的客观规律,得出"思伤脾"状态中医辨证可大致分为脾气虚弱、心脾两虚和肝胃不和 3 个单证。

7. 其他脾胃系疾病量表的研究　王一等[163]筛选胃癌中医常见证型及症状条目池形成初调查表,通过临床调查、条目再筛选及考核后得到的胃癌中医证候调查量表包含 35 个条目,并运用结构方程模型对量表进行拟合、分析,以探讨胃癌脾胃虚寒、气血双亏、湿热蕴脾、气滞血瘀、肝胃不和等证型的相互关系。

量表是为了确定某个概念,对其特性变量分配一定的数字,以形成不同测量水平的一种测量尺度[164]。中医脾胃病量表是以中医脾系疾病辨证作为基础的量化评价体系,它用多个问题来测量一个证型,包括与脾胃病相关的临床症状、舌脉等,"十问歌"的问诊内容是基础,综合所有这些问题来获得辨证结果,因此也可以把量表看作是衡量脾胃病辨证的综合指标。

本文选用的 21 篇脾胃系疾病量表(问卷)的研究文献中,其中 6 篇重点对现有的或自行研制的量表(问卷)进行考核;另外研制出了 15 个脾胃系疾病问卷(量表),包括功能性消化不良量表 3 个、肠易激综合征量表 3 个、慢性胃肠病患者临床结局评价量表(PRO)2 个、脾胃病辨证量表 2 个、便秘量表 2 个、脾胃病的专家问卷 2 个及胃癌辨证量表 1 个;对研制成功的量表(问卷)进行分析,6 个是关于患者报告的临床结局量表(问卷),9 个是用于脾胃系疾病临床辨证的量表(问卷)。

量表(问卷)的使用,丰富了中医脾胃系疾病问诊的客观化研究,为解决中医辨证的模糊性和不确定性提供了参考,但是与国外成熟的量表研制的理论和方法相比,有中医特色的脾胃系疾病量表的研制与应用还处于起步阶段,尚存在以下问题[164-167]:① 脾胃系疾病量表(问卷)的设计多参考国外的量表,中医特色不明显,没有严格而公认的中医脾胃系疾病诊断体系作为量表构建的基础。② 将研制出的脾胃系疾病量表(问卷)应用于临床的较少,并且没有一个公认的权威的适合于脾胃系疾病诊断的量表(问卷)来指导临床脾胃系疾病辨证客观化、规范化研究。③ 存在样本方面的不足问题,把量表运用于临床疾病的诊断分析时,所使用的样本数量少,不足以覆盖整个脾胃系疾病的证型,例如对某个疾病的几个证型进行分析,每个证所占的样本数不均,以至于制作的量表(问卷)会缺少某个证型所需的问诊内容而不能准确地指导临床辨证。④ 地域问题也需要考虑,现在中医界研制的脾胃系疾病的量表以及引进的国外的量表都要考虑地域的问题,由于地域、气候、生活环境等的影响,中医证候会有不同的偏重,而现阶段脾胃系疾病量表的制定过程中用到的样本只是局限于一个或几个地域,所以制定出的量表不能准确地指导全国的脾胃系疾病辨证。⑤ 诊断倾向性的问题,这主要有两个方面,其一是学者在进行问卷设计的时候,倾向于某个证型,例如肠易激综合征量表的设计,就会注重肝郁脾虚证中症状的筛选;其二是学者在进行问卷调查的时候,会倾向于主观感受,依据个人经验进行判断,这两点都会影响脾胃系疾病量表在临床诊断中的准确性。

即使量表法诊断中存在这样那样的问题,但是量表法能让临床诊断变得更加客观化、规范化、具体化是真实存在的,而且其能指导临床对于脾胃系疾病的诊断和治疗,能提供疾病诊断过程中有效的医学依据,从多维角度充分反映患者生理功能、心理功能与环境条件等。虽然现阶段量表应用于脾胃系疾病诊断还处于起步阶段,但相信一个有中医特色的、能指导脾胃系疾病临床诊断和治疗的中医脾胃系疾病量表必将会研制出来,这是一项任重道远的工作,需要学者们不断深入研究。

(杨德才)

（六）肺系疾病量表的研究及应用

近年来有许多学者通过研制调查量表,开展对中医症状、证候的研究,以期达到对中医症状的系统性收集和证候的规范化研究,实现中医问诊和辨证的规范化、客观化。常用于肺系疾病患者生存质量评定的总量表有疾患影响程度问卷、诺丁汉健康问卷、生存质量指数、WHO 生存质量测量表和健康状况调查问卷（SF-36）等[168]。

1. **哮喘自制量表的研究及应用**　李凡等[169]结合我国国情,制定了适合我国哮喘患者生存质量评定的成人哮喘生存质量评分表。该表由 5 个因子组成,包括活动受限、哮喘症状、心理状况、对刺激原的反应和对自我健康的关心。SF-36 是国际生活质量评价组织认可的对哮喘患者的普适量表。国内一些学者运用成人哮喘生存质量评分表研究某种药物或治疗措施对哮喘患者生存质量的影响。如张静波等[170]和林莉[171]应用该量表评估抗炎治疗对哮喘患者生存质量的改善作用,邓星奇等[172]探讨了白三烯受体拮抗剂扎鲁司特对成人哮喘患者生存质量的作用,李志平等[173]探讨了支气管哮喘患者的抑郁情绪出现情况及其影响因素,等等。

2. **肺癌自制量表的研究及应用**　侯庆宝等[174]采用 SF-36 量表和自制量表对一侧全肺切除术后 6～18 个月的肺癌患者进行调查,探讨了肺癌患者生命质量（QOL）状况及影响因素。采用 t 检验、秩和检验和逐步回归进行统计分析,结果发现一侧全肺切除术后,肺癌较非肺癌患者的 QOL 差。QOL 受咳嗽、疼痛、性别、城市与农村、年龄等因素影响较大,故其得出结论一侧全肺切除术后肺癌患者近期 QOL 下降,改善呼吸功能和心理行为干预,可改善躯体功能,减轻心理压力,提高 QOL。

3. **肺结核自制量表的研究及应用**　张玉芝等[175]采用睡眠状况自评量表（SRSS）和自制影响睡眠因素调查表,对肺结核患者(肺结核组)进行问卷调查,发现肺结核患者的睡眠质量明显低于健康人群。任彦微等[176]采用症状自评量表（SCL-90）对肺结核患者研究时发现,肺结核患者心理健康状况较差,在进行躯体治疗时应实施针对性心理干预和支持性心理治疗。程剑[177]对初发肺结核患者进行了诺丁汉健康量表和 SCL - 90 量表评估,发现初发肺结核患者的生活质量受精神心理状态影响明显。因此,医务人员应采取积极有效的措施控制干扰睡眠的因素,加强肺结核患者的睡眠护理,提高睡眠质量,促进疾病康复。徐琦等[178]研究编制肺结核患者健康行为量表(HBSOT),用编制量表对 100 例初诊肺结核患者和 40 例健康者进行评估,检验编制量表的条目及信、效度,并对影响因素进行分析。结果发现信度检验克朗巴哈系数为0.625 3,分半信度系数为 0.775。效度评价采用探索性因子分析法对量表的 39个条目提取特征值大于 1 的因子有 12 个,可解释总变异量的 72.44%。故认为量表效度、条目及因子设计需进一步调整,医务人员应关注患者的心理、社会功能,加强心理护理和人性化关怀,引导健康行为。

4. **慢性阻塞性肺疾病自制量表的研究及应用** 方宗君等[179]借鉴国外慢性阻塞性肺疾病(COPD)专用的生命质量量表自行研制开发 COPD 健康相关生活质量量表。量表由 35 个条目组成,包含 4 个维度,即日常工作能力、社会活动状况、抑郁心理症状和焦虑心理症状。每项分 4 级评分,分数越高表示生活质量越差。其信度检验采用复本信度,两次测试结果无显著性差异。效度检验结果显示,该量表能够区分正常人和 COPD 患者,差异呈显著性,且临床肺功能检测值与本量表的 4 个维度均呈显著性相关。万崇华等人[180]在借鉴慢性病现有量表的基础上,以共性模块(30~36 个条目)与特异性模块(10~20个条目)相结合的方式,系统、独立地开发了我国的慢性病患者生命质量测定量表体系之慢性阻塞性肺疾病量表(quality of life instruments for chronic disease,QLICD),量表主要以慢性非传染性疾病为研究对象,评价生命质量的躯体功能、心理功能和社会功能 3 个部分。其中 QLICD - COPD 量表,信度内部一致性值为 0.92,重测信度为 0.86,其良好的信度、效度、反应度和临床可行性良好,可作为我国 COPD 患者生命质量测评的工具[181]。

5. **其他肺病自制量表的研究及应用** 徐应军等[182]应用尘肺病生存质量专用量表评估接受肺灌洗的尘肺患者及治疗的 80 例尘肺患者,分析尘肺患者的生存质量及其影响因素。结果发现以新编制的尘肺病生存质量专用量表为工具,对确诊的接受肺灌洗,尘肺患者的生存质量与尘肺的期别和肺功能指标FEV1%有关,尘肺的期别越高,肺功能受损程度越大,生存质量越差;尘肺期别、临床症状、FEV1% 3 个指标与生存质量的相关系数大于各指标间的相关系数,生存质量能够较好地反映尘肺的病情;量表的 4 个维度中,心理状况对生存质量贡献最大,症状的贡献最小。其结论为尘肺病生活质量量表用于尘肺病生活质量的临床测量,可以反映尘肺病患者的生存质量及病情变化,改善心理状态是提高尘肺患者生存质量的重要措施。

唐华平[183]等为了评价 Wells、Geneva 和修正 Geneva 量表在急性肺血栓栓塞症(PTE)诊断中的作用,对 2004 年 7 月—2007 年 3 月 39 例诊断为 PTE 的患者进行前瞻性调查,以 3 种量表评估 PTE 发病的可能性,认为修正 Geneva 量表简便、实用、准确,适合在临床广泛推广用于 PTE 的预测。

潘瑞丽[184]等为了形成中文版特发性肺纤维化患者生活质量特异性量表(ATAQ - IPF),并检验其在中国特发性肺纤维化患者中的信度、效度,经原作者同意并授权后,将量表进行翻译、回译和文化调试,应用翻译和修订的中文版量表 ATAQ - IPF 和圣乔治呼吸问卷(SGRQ)对 75 名特发性肺纤维化患者进行调查,采用项目分析方法测定中文版 ATAQ - IPF 量表各条目的鉴别能力,进行重测信度、内部一致性信度、内容效度、效标关联效度的初步评定,认为中文版量表 ATAQ - IPF 有较好的信度、效度,可用于评价特发性肺纤维化患者的生活质量。

唐斌擎[185]等提出一种基于数据挖掘技术生成中医辨证动态量表的方法,并将其应用于儿童肺炎的中医辨证规范。对量表的信度和效度进行评价,认为该研究所形成的儿童肺炎辨证量表是有效的辨证标准化的评估方法。

此外,章天寿[186]等探讨了情绪障碍在肺气虚证患者中的发生率及两者程度的相关性,认为肺气虚证患者更易出现情绪障碍,情绪障碍与肺气虚的程度存在密切关系。

唐斌擎[187]等为了探索顽固性感冒后咳嗽的中医证候规律,多中心前瞻性收集 298 例顽固性感冒后咳嗽病例,认为量表的条目设置关注于患者的主诉症状,应用量表构建原理与方法结合中医理论和实践,该量表具有较好的信度、效度,可以作为顽固性感冒后咳嗽的中医证候辨证量表。

综上所述,肺系疾病包含哮喘、肺结核、咳嗽、肺炎、肺癌、肺栓塞等多种疾病,目前研究肺系疾病的量表主要以国外引进的比较著名的问卷为主,或者是对其进行改进所得,而完全自制的量表比较缺乏。制定具有中医特色的肺系问诊量表,使其适合中医肺系疾病的临床和科研工作的现实需要,对于有效的评定中医药的疗效以及积极推动中医药的发展都具有重要意义。

(李学良)

（七）肾系疾病量表研究及应用

肾藏精，为人体生长、发育、生殖之源，生命活动之根，故称先天之本。肾主水液，在调节人体水液平衡方面起着极为重要的作用。此外，肾脏与其他脏腑的关系密切，临床辨证中需要注意各脏腑的关系，随证处理。肾系疾病在问诊方面需从肾的特点出发，分清脏腑关系，与之相应的量表研究同样围绕这些方面展开。

1. **肾系疾病自制量表的研究**　肾系疾病量表的研究主要集中在证候特点的探寻方面。聂莉芳[188]等对 308 例经过肾穿刺确诊 IgA 肾病的患者进行连续病例问卷调查，对 IgA 肾病患者的问诊信息进行收集分析，并提取支配信息的共因子，对 48 个 IgA 肾病常见四诊信息运用计算机默认特征根值为 1.0 的因子分析运算得出 17 个共因子，再结合临床，通过 6 个类证候运用最大方差旋转法得出 6 个共因子，对 IgA 肾病的证候特点进行研究。

牟新等[189]组成专题小组对糖尿病临床各期证候条目进行判定并进行证候归类，列出各证候主症、兼症、舌脉象等 95 条特征，包括本虚、标实 2 个维度和 21 个小领域，并且总结既往研究结果。然后通过与对奥差，采用独立样本 t 检验和主要成分因子分析等多种数理统计方法对量表可行性、效度进行测定，从而制定糖尿病肾病证候学量表，为开展多中心、前瞻性糖尿病肾病证候学大规模临床调查研究，制定出可操作性强的中医辨证分型标准和疗效评价标准。

牟新等[190]又对糖尿病肾病中医证候调查表条目池中的条目用 4 种方法进行筛选，获取糖尿病肾病中医证候调查初步量表，运用离散程度法、主成分分析、逐步回归和主观评测法等常用方法筛选条目，将多种方法选中的条目保留下来形成糖尿病肾病中医证候调查初步量表，使内部一致性和稳定性较好的条目入选，分析认为离散程度法、主成分分析、逐步回归和主观评测法这 4 种方法有助于选择代表性、独立性和区分性较好的条目。还提出在填写方式上，以自评为主、他评为辅，避免了医师单独判断的主观性，根据四诊信息拟定条目池，考虑到脉象的影响因素较多，主观性强的特点，为增强患者填写和医生判断的可信度，予以删除。

关于问诊量表的设计，则是要包括多方面的因素。郑柳涛、李平[191]在糖尿病肾病中医证候问卷设计思路方面，认为问卷条目的确定需要确定研究目标与人群，建立条目池，并设置组织小组、遴选专家组、实施 3 轮调查，进一步根据专家趋向一致的意见确定问卷条目,翔实卷首语和填表说明,从而完善问卷,最后确立条目答案量化程度。

在量表设计方面,同样考虑到患者的生活质量问题。邓燕青等[192]为评价国人肾移植后生活质量提供量化工具,制订针对国人的肾移植后生活质量评分专用量表,选取肾移植术后 6 个月肾功能稳定的 357 例患者,应用终末期肾脏疾病移植患者症状调查表(ESRD-SCL)、健康状况问卷(SF-36)及自制的一般情况问卷进行调查。对条目池中的各条目做统计学测评,选择条目池中回答阳性率较高(>20%)的条目,应用因子分析正交旋转进行统计分析,筛选因子载荷≥0.4 的条目构成初步量表,然后对初步量表的信度、效度进行分析考评。认为该专用量表有良好的信度和效度,适用于了解我国肾移植术后患者的生活质量状况,发现肾移植患者的文化程度、性别、年龄、体重指数、移植后时间及有无糖尿病等对生活质量影响相对较大。

2. 肾系疾病自制量表的运用 问诊量表的制定是为了在临床中进行运用,常静[193]参照《中医量化诊断》及 2002 年《中药新药临床研究指导原则》,确定研究问卷调查指标、患者纳入标准与排除标准,将一般资料、西医诊断、辅助检查、中医证候纳入量表中,经过数据分析发现糖尿病肾病、慢性肾衰竭正虚、邪实以及复合证型分布,本虚以阴阳两虚多见,标实以湿热、水湿为主,病位以脾、肾为主,症状以倦怠、口干、夜尿频多、水肿、肢体困重、麻木、皮肤瘙痒、腰痛、腰酸、急躁、目干等常见。

问诊证候的研究对于临床辨证分型有极大的指导意义。陶睿[194]等对 IgA 肾病的中医证候分型及各证型与临床指标间相关性进行研究,通过问卷收集 209 例 IgA 肾病患者的病史资料、中医临床症状、相关西医检查,运用频数分析、因子分析、聚类分析等多因素统计方法确定 IgA 肾病的中医分型,以及运用方差分析、非参数检验等方法分析临床指标与证型间的关系,发现气阴两虚患者比例最大,占 33%,其余 3 型比例分别为肺脾气虚兼湿热型 30%,脾肾阳虚兼瘀型 25%,肝肾阴虚型 12%,认为 IgA 肾病的中医证候按本研究方法可分为 4 型,即肝肾阴虚型、气阴两虚型、脾肾阳虚兼瘀型及肺脾气虚兼湿热型。

王怡等[195]采用现场问卷调查的方法,收集 259 例多囊肾病患者中医证候学、人口学、肾功能以及影像学检查资料,并进行流行病学统计分析,探索多囊肾病中医证候规律,发现多囊肾病患者出现概率超过 1%的症状有腰膝酸软、腰背胀痛、神疲乏力等27个,然后通过因子分析与聚类分析,发现多囊肾病中医证型分为气滞血瘀、寒湿凝聚、脾肾阳虚兼湿热、肝肾阴虚4型,在一定程度上揭示了多囊肾病中医证型的特点。

郑柳涛等[196]为探讨糖尿病肾病中医证候与理化指标的相关性,按照临床流行病学要求制定统一调查问卷,调查内容包括一般资料、实验室指标以及中医症状与舌脉象情况,而后用聚类分析对中医证候情况进行探索性检验,用多元回归和典型相关分析对中医证候分型与理化指标相关性进行探讨,发现糖尿病分期越高,高血压、糖尿病视网膜病变等并发症比例越高,糖尿病肾病早期以气虚、阴虚为主,后期以阳虚、血虚为主。

吴秀玲[197]以IgA肾病患者作为研究对象,探讨IgA肾病患者的中医体质特点,以掌握IgA肾病患者的中医易感体质,以及发病后的传变规律和预后评估。通过对患者进行体质调查问卷,收集患者的一般情况、临床指标等资料,运用现代统计方法,分析其中医体质类型分布以及不同体质类型与性别、年龄、病程等的相关性。发现IgA肾病患者的中医体质类型总体来说以阳虚质、气虚质、湿热质所占比例较高,是IgA肾病患者的主要体质类型。不同性别、年龄、体重的患者体质有所差异,患者病程长短与体质类型关系密切,而各种不同体质类型间肾功能水平、血脂、尿蛋白、尿红细胞水平不同,提示不同体质的IgA肾病患者预后亦有所差异。结果提示阳虚质、气虚质、湿热质这3种体质可能与IgA肾病的发生、发展和预后有关。

王元等[198]为分析痛风性肾病患者的中医证候,探讨该病客观的中医辨证分型及其分布与特点,通过问卷收集107例痛风性肾病患者的中医证候及一般病史资料,运用多因素统计方法归纳中医分型,并总结各中医证型的分布与特点。发现在107例被调查患者中肝肾阴虚,瘀血内结型患者人数最多,为36例(34%),脾肾亏虚,水湿不化型患者人数最少,15例(14%),其余两型分别为脾气虚弱,湿热内蕴型27例(25%),阴阳两虚型29例(27%)。其中脾肾亏虚,水湿不化型患者平均年龄较大、平均病程较长。各证型均存在男性患者多于女性患者的情况。最终得出痛风性肾病的中医证候按本研究方法可分为4型:肝肾阴虚,瘀血内结型;脾气虚弱,湿热内蕴型;脾肾亏虚,水湿不化型;阴阳两虚型。各证型间的分布及其在年龄、性别、病程上的特点有一定的规律性。

张鹏[199]等通过彩色多普勒(CDFI)部分指标的量化来初步探讨制定糖尿

病肾病(DN)中医证候诊断量表。选择 DN 患者 489 例,首先采用二维图像观察 DN 肾脏的大小及实质回声,再用 CDFI 观察肾血流灌注程度,然后用脉冲波多普勒(PW)观察肾动脉(RA)、段间动脉(SRA)及叶间动脉(IRA)血流频谱,测量收缩期峰值血流速度(VS)、舒张期末血流速度(VD)、平均血流速度(VM)、搏动指数(PI)、阻力指数(RI)值。选取肾脏的大小、实质回声、血流灌注的程度及 RI 值的范围为量化指标,并赋予相应的分值。发现分数在 4～12 之间,阴虚燥热证可能性高;分数在 12～20 之间,气阴两虚证可能性高;分数在 20～28 之间,阴阳两虚证可能性高;分数在 28～32 之间,阳衰瘀阻证可能性高。

3. 肾系疾病引用量表的应用　中医自制量表虽然能够有针对性地获得中医学相应的资料,但是有一定的主观性,而引用通用量表则客观性更强。任榕娜[200]等为了解肾病综合征长期住院患儿的个性特点,采用艾森克个性问卷(少年)对 62 例儿童肾病综合征(甲组)及 50 例健康儿童(乙组)进行对照研究,发现甲组 E 量表均分低于对照组($P<0.05$),N 量表均分、P 量表均分高于对照组,经统计处理,差异有显著性($P<0.05$),认为肾病综合征患儿个性为内向不稳定、精神质。

同样采用艾森克个性问卷(EPQ)及症状自评量表(SCL-90)的吴小川等[201]对肾病综合征(NS)、急性肾炎(AGN)患儿及家长个性、心理健康状况与疾病的关系进行探讨,发现 NS 患儿具有内向、情绪不稳定的个性倾向,心理上具有明显的焦虑、抑郁、恐惧、躯体化等多方面症状,AGN 患儿个性和心理与正常儿童无差异,NS、AGN 患儿家长具有内向、神经质个性倾向,心理上亦具有明显的焦虑、抑郁、恐惧、躯体化。

赵玉环[202]等将 78 例患者随机分为两组,采用症状自评量表(SCL-90)对观察组 40 例患者及对照组 38 例患者进行评定,并进行比较分析,发现不论透析组还是非透析组均以躯体化因子分最高,其次为其他(饮食、睡眠问题)、抑郁、焦虑。两组在躯体化、抑郁、焦虑、敌对、恐怖及其他因子之间,总分及总均分之间有显著性差异,认为血液透析患者存在许多心理问题,提出应兼顾患者的躯体和精神两方面的健康,努力提高他们的生活质量。

彭新海[203]等对 56 例尿毒症患者采用 POMS 量表分别于血液透析前后测量 2 次,发现血透后紧张—焦虑、抑郁—气馁状态加重,其中重度贫血(Hb<60 g/L)患者的精力—活动力状态也明显下降,认为应重视尿毒症患

者血透以后出现的心理障碍的疏导,在做好躯体疾病治疗的同时加强心理治疗。

钟鸿斌等[204]选择 73 例 IgA 肾病患者,用抑郁自评量表(SDS)进行问卷调查,结果 45％IgA 肾病患者具有抑郁临床表现,其中易倦、性兴趣减退、兴趣丧失、易激惹、忧郁、能力下降、睡眠障碍、不安、生活空虚感、无用感等抑郁症状常见。有抑郁临床表现的患者中,以受教育程度高、从事体力劳动者为主,提出在 IgA 肾病患者中存在一定程度的抑郁情况,诊治过程中要关注患者的心理和情绪。

张丽芬[205]等观察中医辨证治疗方案对糖尿病肾病(DN)肾功能不全患者生存质量的影响,采用随机、单盲、平行对照、多中心临床研究方法,将入选的 221 例 DN 肾功能不全患者分为辨证组、氯沙坦组和辨证＋氯沙坦组 3 组,应用 WHO 生存质量量表简表(QOL‐BREF)和糖尿病患者生存质量特异量表(DQOL),在各组治疗前和治疗 3 个月后各测评 1 次。发现各治疗方案可增加患者生存质量评分和自我评分,降低疾病对生理功能和心理(精神)的影响评分,与治疗前比较差异均有统计学意义($P<0.05$ 或 $P<0.01$)。意向性分析(ITT)和符合方案数据分析(PP)分析结果一致。认为建立在饮食、降糖、对症治疗基础上的中医辨证治疗方案可显著提高 DN 肾功能不全患者的生存质量,其可能在提高患者自我评分方面具有一定优势。

宋慧敏等[206]将 76 例肾病综合征患者随机分为两组,对照组行常规护理,观察组行中医综合护理,观察抑郁量表(SDS)、焦虑自评量表(SAS)、生活质量自评量表(QOL)等,发现在护理满意率、优良率方面,观察组均大于对照组,认为中医综合护理优于常规护理,能提高肾病综合征患者生活质量。

问诊量表是问诊标准化之路的一个重要环节。肾系疾病的中医问诊量表,研制方面围绕证候展开,通过对中医肾系疾病的不同证候特点进行研究,定制出合理、实用、可信度高的问诊量表。同时也考虑到了量表设计中的基础因素以及肾系疾病患者生活质量因素。临床运用问诊量表,对肾系疾病的患者进行调查,则是反映疾病证候分布特点、症状出现频率等肾系疾病特征的重要手段。优秀的问诊量表所得到的结果,能够对肾系疾病的鉴别诊断、辨证分型以及治疗都提供有效的依据,从而提升肾系疾病的诊疗效率。除了中医自制问诊量表以外,肾系疾病中引用量表则较多地反映了患者的心理状态,对于中医问诊量表的制定与研究有许多可借鉴之处。通过对肾系疾病问诊量表的不断研究,为以后相关的研究提供基础。

(宋雪阳)

（八）其他量表研究及应用

1. 糖尿病问诊量表研究及应用　我国已成为全球糖尿病第一大国。2016年 WHO 统计数据显示,目前中国糖尿病患者人数已达全国总人口的 9.4%,而因糖尿病及慢性并发症导致死亡的人数占全国所有死亡人数的 2%。我国糖尿病患者多以 2 型糖尿病为主。由此可见,2 型糖尿病已成为我国严重的公共卫生问题之一,2 型糖尿病及慢性并发症的早期治疗和预防对于减少医疗负担和降低发病率至关重要。

糖尿病属于中医"消渴病"范畴,本病在我国古代文献中记载颇多。中医药防治糖尿病具有一定疗效,与西药配合使用有一定的协同作用,值得我们进一步研究[207]。

中医药有效防治糖尿病及其慢性并发症是建立在诊断明确的基础上。明代张景岳将问诊视为"诊病之要领,临证之首务",说明问诊在中医临床诊断中占有重要的地位。传统的问诊主要通过患者的口述和医生的耳闻来收集病情资料,其主观性较强、模糊性较大、可重复性不高,给临床科研带来一定的难度。而 2 型糖尿病问诊量表的研制及应用扩大了问诊客观化研究的范畴。

目前,应用于 2 型糖尿病问诊研究的量表分为普适量表和专用量表两大类。其中,普适量表主要包括健康状况问卷(SF - 36)、WHO 生存质量量表(WHOQOL - 100)、WHO 生存质量测定量表简表(WHOQOL - BREF)、诺丁汉健康量表(NHP)、症状自评量表(SCL - 90)等,以及在中医理论指导下制定的中华生存质量量表(CH - QOL)、中医体质量表等,专用量表主要包括糖尿病生存质量量表(DQOL)、糖尿病影响因子量表(DIMS)、2 型糖尿病患者生存质量量表(DMQLS)、糖尿病控制状况评价量表(CSSD70)、糖尿病患者自我效能量表(SSFDM)等。

（1）2 型糖尿病中医问诊量表的研制:近年来,一些研究者在中医理论的指导下,制定了多种 2 型糖尿病及其并发症的问诊量表。牟新等[189-190]参考世界中医药学会联合会糖尿病专业委员通过并推荐的糖尿病(糖尿病肾病)中医证候初步量表中的相关内容,在此基础上按四诊顺序排列条目,对量表条目进行初筛,制定了糖尿病肾病中医证候量表,采用有、无判断进行评价。张鹏等[199]认为彩色多普勒部分指标的量化可以用来作为对糖尿病肾病中医证候诊断量表的一部分,为糖尿病肾病中医证候的客观化研究提供新的思路。倪琳琳等[208]制定了基于中医证候要素的消渴目病(糖尿病视网膜病变)患者报告结局(PRO)量表,并对其进行初步考评,认为初步设置的消渴目病 PRO 量表信、效度较好,可以用于中医药治疗消渴目病的疗效评估,建议在临床上推广应用。姜小帆等[209]也编制了包含 49 项条目的糖尿病性视网膜病变中医证素评定量表,认为该量表在符合中医理论的原则下,其条目均按严格的程序筛选得出,具有较好的敏感性、独立性、代表性、内部一致性和稳定性。

(2) 2 型糖尿病问诊量表的中医临床应用:随着传统的问诊量表以及具有中医特色的问诊量表在 2 型糖尿病及其并发症中医临床研究方面的逐步应用,国内学者已取得了一定的研究成果。

在 2 型糖尿病及其并发症患者的中医证型研究中,周迪夷等[210]应用课题组前期制定的糖尿病(糖尿病肾病)中医证候问卷[189-190],对 180 例 2 型糖尿病患者进行了调查,发现 2 型糖尿病本虚证中,气虚证和阴虚证、阴虚证和阳虚证并见,也有单纯气虚证或单纯阴虚证。标实证中,热证普遍存在,也兼有血瘀证。刘文君等[211]制定中医证候量表调查问卷,对 127 例糖尿病足患者进行中医证候调查,发现糖尿病足总属本虚标实,患者中湿性坏疽以阴虚证为主兼气虚证,混合性坏疽以气虚证为主兼阴虚证,干性坏疽以气虚证为主兼血虚证,并且气虚证、阴虚证、血虚证、阳虚证多相参出现,可表现为气阴两虚、气血亏虚、气血阴阳俱虚等,标实以燥热、血瘀为主。

在 2 型糖尿病及其并发症患者的中医体质类型研究中,陆逸莹等[212]采用 2009 年中华中医药学会颁布的《中医体质分类与判定》[213-214]标准设计中医体质量表,分为 9 种体质,分别为平和质、气虚质、阳虚质、阴虚质、痰湿质、湿热质、血瘀质、气郁质、特禀质。对于体质与糖尿病不同大血管病变的关系,应用该量表进行研究,发现无大血管病变的糖尿病患者以气虚质出现的频度最高,其次为痰湿和阴虚两类体质;脑血管病并发症组以痰湿质出现的频度最高,其次为气虚、气郁、阴虚三类体质;糖尿病足组以湿热、血瘀两种体质出现的频度高。从各组体质的分布可见体质分型不一定是单一的体质,可能存在两种或多种体质并存情况,即兼夹体质。李军等[215]按照《中医体质分类与判定》[213-214]中的体质分类及分型标准制定中医体质调查量表,应用该量表研究昆明地区 302 例 2 型糖尿病患者的中医体质特点,认为昆明地区 2 型糖尿病患者的中医体质分布有其独特的规律,平和质是 2 型糖尿病患者的主要体质类型之一,偏颇质中气虚质、阴虚质是最主要的体质类型。

在 2 型糖尿病及其并发症患者的中医临床疗效研究中,金硕果等[216]分别使用补肾活血开窍方和尼莫地平治疗 30 例糖尿病所致血管性轻度认知功能障碍患者,治疗前后采用临床痴呆评定量表(CDR)、日常生活能力量表(ADL)、蒙特利尔认知评估北京版(MoCA)及中医证候评分进行评估,发现补肾活血开窍方治疗糖尿病所致血管性轻度认知功能障碍临床疗效优于尼莫地平,在改善日常生活能力、认知功能、痴呆程度及中医证候评分方面均优于尼莫地平,不良事件发生率与尼莫地平相当。陆群英等[217]在弥可保片治疗基础上加用益气活血通脉汤对糖尿病周围神经病变患者进行治疗,使用 SF－36 生存质量量表对治疗前后进行评价,认为益气活血通脉汤治疗糖尿病周围神经病变能改善中医临床症状,减轻不良反应,提高生活质量。

在 2 型糖尿病及其并发症患者的生存质量研究中,刘奕等[218]应用糖尿病生存质量特异性量表[219]、焦虑自评量表[220]对 129 例 2 型糖尿病患者进行生存质量及焦虑情绪的调查,并辨证分型,分析 2 型糖尿病患者生存质量、焦虑情绪与中医证型的关系,发现燥热证、气虚证患者生存质量降低,易出现焦虑情绪。杨海燕等[221]采用 SF－36 生存质量量表对 405 例 2 型糖尿病患者进行生存质量调查,在中医辨证的基础上,对 2 型糖尿病患者的生存质量各维度与中医证候的关系进行分析比较研究,发现 2 型糖尿病患者生存质量较健康人显著降低,不同中医证候对生存质量各维度有一定的影响。气虚证、阴虚证和肝郁证对 2 型糖尿病患者生存质量的影响较大,热盛证、肾虚证、脾虚证对糖尿病患者的生存质量也有一定影响,湿热证对糖尿病生存质量无明显影响。刘求红等[225]通过统一的生存质量量表对消渴目病患者进行回顾性研究,认为消渴目病患者的生存质量普遍受到影响,消渴目病患者各证型生存质量得分都较低,在各证型中痰瘀阻滞型得分最低,而阴虚燥热型得分最高。周静等[223]将 202 例糖尿病周围血管病变患者按照中医辨证分为气阴两虚兼血瘀、气阴两虚兼湿热、阴阳两虚组,使用糖尿病控制状况评价量表[224-225]、糖尿病生存质量特异性量表[226]进行评测,研究不同证型之间的差异性。发现阴阳两虚型患者糖尿病控制状况及生存质量最差,气阴两虚兼湿热型患者较好,气阴两虚兼血瘀型最好。该研究显示了糖尿病周围血管病不同证型之间的发病规律、疾病控制状况及生存质量,为临床诊断和治疗该病提供了可靠的客观依据。

另外,还有研究者[227]对 56 例 2 型糖尿病轻度认知障碍患者进行中医辨证分型,分为实证组和虚证组,实证组包括痰瘀互阻证、肝郁化热证,虚证组包括精髓亏虚证、脾肾两虚证。利用简易精神状态量表(MMSE)和蒙特利尔认知评估量表(MoCA),并参考神经心理量表检测指南[228]确定患者两个量表的评分,比较不同中医证型患者认知功能的差异。发现对 2 型糖尿病轻度认知障碍中医证型的区分,MoCA 量表较 MMSE 量表更有优势;2 型糖尿病轻度认知障碍虚证患者较实证患者延迟回忆能力更低,老年虚证患者命名能力更差。

笔者所在课题组在前期中医问诊研究的基础上[105,155],制定了 2 型糖尿病中医问诊信息采集表规范采集 408 例 2 型糖尿病患者的症状信息,将患者分为气虚组、阴虚组、气阴两虚组和阴阳两虚组,发现气虚组中频数前 10 位的问诊症状依次是乏力懒言、头晕/目眩、咳嗽、腰膝酸软/痛、心悸/怔忡、便溏/泄泻、咽部不适、口干口渴、胸闷、胃脘胀满/痞满,阴虚组中频数前 10 位的问诊症状依次是口干口渴、大便干结、腰膝酸软/痛、心悸/怔忡、难以入睡、时易惊醒、急躁/烦躁、抑郁/忧虑、久病年老耳鸣/耳聋/耳痛、胸闷,气阴两虚组中频数前 10 位的问诊症状依次是乏力懒言、口干口渴、急躁/烦躁、腰膝酸软/痛、自汗、头晕/目眩、胸闷、心悸/怔忡、时易惊醒、口苦,阴阳两虚组中频数前 10 位的问诊症状依次是畏寒、腰膝酸软/痛、乏力懒言、口干口渴、难以入睡、心悸/怔忡、肢冷、时易惊醒、头晕/目眩、夜尿频多,以上结果客观、真实地反映了 2 型糖尿病临床中医各证型的症状分布规律。

2. 肿瘤问诊量表研究及应用 "瘤"字在距今约 3 500 多年前殷周时代的殷墟甲骨文中已有记载,这是现今中医记载肿瘤最早的文献[229]。先秦至两汉时期对肿瘤相关病名的记载,有"筋瘤""肠瘤""昔瘤""骨疽""肉疽"等。肿瘤学是一门研究肿瘤发生发展、临床表现、治疗、预后及防治的科学。虽然中医治疗肿瘤已经有几千年的历史,但近代肿瘤学发展仅将近 100 年,与其他学科相比仍是一门年轻的学科[230]。20 世纪 90 年代至今,伴随着中医诊断证候规范化、客观化、量化研究进程,并借鉴国外医学量表的理念与思路,量表的概念被引入。杨冉[231]在恶性肿瘤的中医证候量化研究进展中提出,中医治疗恶性肿瘤是综合治疗的重要组成部分,准确辨证是治疗的前提。因目前缺乏公认的证候诊断标准,造成研究成果难以标准化推广,可重复性差。因此建立恶性肿瘤统一且完善的四诊数据收集及基本证候量化体系十分必要。

(1) 肿瘤相关症状的问诊量表研究及应用：肿瘤患者常常被疾病本身和治疗过程中的不良反应或副作用所困扰，并严重影响患者的生存质量。随着现代医疗模式及肿瘤学的发展，越来越多的证据显示肿瘤是一种身心疾病，在诊治过程中患者会经历一系列复杂的心理变化，而人们对癌症的治疗，不再只是着重瘤体大小的变化及存活时间的长短，患病期间的生活质量也是医患双方关注的重点。

1) 肿瘤相关性疲乏的问诊量表研究：解婧[232]等采用质性研究中现象学研究方法，对 20 位 2007—2008 年上海长征医院肿瘤科住院伴有癌因性疲乏的自愿合作患者进行了面对面、半结构性的深度访谈。使用简明疲劳量表(BFI‐Chinese Version，BFI‐C)测评以及多维疲劳评估量表 FACT‐F、MD Anderson 症状量表以配合完成相关访谈内容。

吉兆奕等[233]采用疲劳自评量表、MDASI‐TCM 症状评估量表，由首都医科大学附属北京中医医院肿瘤科医生主导对该院肿瘤科患者及健康人群进行临床调查。我国关于癌症患者疲劳的研究起步较晚，主要完成了几个疲乏量表的汉化以及信、效度验证工作，仍然缺乏适合中国文化背景的癌症患者疲乏测评量表。因此，研制一种行之有效，能够较全面反映我国疲劳患者的测评量表具有重要的临床价值。

2) 肿瘤相关性失眠的问诊量表研究：曹欣[234]运用匹兹堡睡眠质量指数(PSQI)量表以及中医失眠症状评估量表为基础设计调查表，对 200 位恶性肿瘤患者的睡眠状况进行问卷调查。结果发现肿瘤患者失眠以女性、有配偶、中老年人居多，与受教育水平与失眠存在正相关。失眠患者临床表现主要为入睡困难和易醒早醒，常见伴随症状有心悸、疲倦、恐惧、五心烦热等。癌症患者失眠的证候特点是虚实夹杂，以虚为主，虚在心气、脾气和胆气，以心脾两虚最为常见。

3) 肿瘤相关性抑郁、焦虑的问诊量表研究：郑坚等[235]运用汉密顿抑郁他评量表(HAMD)及 Zung 氏抑郁自评量表(SDS)这两种国际公认的具有可靠信度与效度的精神情绪测试量表，由专门从事中医肿瘤诊治并经过心理学量表培训的高年资中医师负责中医辨证分型，对上海中医药大学附属龙华医院住院和门诊的 326 例恶性肿瘤患者，尝试分析探讨恶性肿瘤患者抑郁情绪与中医证型关系及对免疫功能和生化指标的影响。李丹[236]用抑郁自评量表

(SDS)、焦虑自评量表(SAS)、生活质量调查表(QLQ.C30)对就诊于河北省 6 所医院肿瘤科的 350 例恶性肿瘤住院患者进行问卷调查,结果发现 16%~ 42%的患者出现精神心理障碍。

4) 肿瘤相关性疼痛的问诊量表研究:癌性疼痛是指癌症、癌症相关性病变及抗肿瘤治疗引起的疼痛,是晚期癌症疼痛患者最常见、最难耐受的症状之一。董苗[237]在癌性疼痛规范化治疗的临床应用研究进展一文中总结出规范化疼痛治疗,以及近年来国际上推出的疼痛治疗新概念。贾晓燕等[238]将疼痛评估采用数字分级法(NRS),量表设计以体温单绘制法为框架,设计疼痛评估量表,并绘制成曲线图,对 276 例肿瘤患者住院期间存在的中、重度疼痛进行了临床监控。得出将疼痛量化绘制成曲线图直观明了,能动态地反映患者疼痛变化过程及止痛干预效果的结论。姜晶等[239]运用中西医结合法对 92 例癌痛患者实施疼痛评估。

(2) 不同类型肿瘤的问诊量表研究及应用:中医肿瘤学正在蓬勃发展中,在主流医学主导下中医药治疗肿瘤处于辅助地位,如何有效评估、辨证论治,仍然需要花大力气研究探索,才能够在人类与肿瘤的斗争中做出更好的贡献。

1) 肺癌的问诊量表研究:原发性支气管肺癌是临床最常见的恶性肿瘤之一,中医治疗使得很多肺癌患者维持了较好的生活质量,我国有许多的患者选择中医药治疗。马科[240]研制临床原发性支气管肺癌辨证量表,纳入症状、体征因子共 70 个,制定出原发性支气管肺癌中医证型研究的临床流行病学调查量表(CRF)。蒋景曦[241]对中国中医科学院广安门医院肿瘤科原发性非小细胞肺癌 80 例病例进行临床研究,观察包括年龄、性别、TNM 分期、原发部位、转移部位、手术情况、分化程度、KPS 评分、吸烟史、烟龄、肿瘤家族史,以及中医阴虚证 11 项临床项目,得出中晚期原发性肺癌阴虚证临床证候分布规律。

2) 肝癌的问诊量表研究:原发性肝癌(以下简称肝癌)是指源自肝细胞或肝内胆管细胞发生的癌,为我国常见恶性肿瘤之一,具有起病隐匿、进展迅速、易转移复发、生存期短等特点。中医学将肝癌归属于"肝积""积聚""癥瘕""黄疸""胁痛""虚劳""鼓胀"等范畴。田水林[242]通过对 798 例肝癌病历做回顾性调查分析统计,发现中医病名以肝积最多,肝癌患者证型分布特点上,以气滞血瘀和肝郁脾虚为主。

近年来,患者自报告量表(PRO)在中外医药临床疗效评价中备受重视,量表报告直接来自患者,使用与患者密切相关的临床指标,如自觉症状、日常生活能力、生活质量等患者主观感受作为疗效评价体系。这和中医学注重问诊,尊重患者在治疗过程中的主观感受,通过四诊合参,分析病证来推求病因,为治疗用药提供依据非常相似。任娟[243]比较中外各种癌症量表,根据 WHO 生存质量的概念,将中医证候要素结合中医理论对于生存质量内涵引入,形成TCMPRO-中医肝癌患者自报告量表,评量内容包含 4 个维度,即肝癌疾病临床特点、中医证候类型相关(属于身体/生理功能)、中医七情学说相关(心理/精神)、社会活动属性和治疗满意度,为中医证候疗效评价提供新思路和新方法。任娟[244]又研制了中医特色原发性肝癌患者自身症状报告的临床结局评价量表(TCM - PRO),量表由 30 个条目组成,包括 5 个维度,即生理反应维度、感觉症状维度、心理维度、社会关系维度和治疗总体情况满意度。通过初步验证表明,其信度和效度高,可用于肝癌患者自身症状的评估。

3) 胃癌的问诊量表研究:胃癌是最常见的恶性肿瘤之一,目前外科手术在胃癌的治疗中占主导地位,是当前能够达到治愈目的的重要治疗方法。中医及中西医结合治疗胃癌是我国的特色。胃癌的病机复杂,临床证型多样化,中医证型描述的多样性给胃癌证型的标准化带来许多问题。王一[163]采用文献计量分析方法,以某段时间内公开发表在国内各种医学期刊上的中医药及中西医治疗胃癌的研究文献为研究对象对胃癌中医证型的分布情况进行较大范围、较长时间跨度的研究,探讨胃癌中医证型分布的规律及主次,尝试为制定胃癌辨证分型的标准化提供依据。王一[245]又通过文献分析及参照《中医诊断学》《中医临床诊疗术语国家标准》证候部分确定胃癌各中医证型的主要临床症状,经过专家讨论,形成调查初量表。运用经典测量理论对量表条目进行删减,形成胃癌中医证候调查量表。对符合纳入标准的胃癌患者 216 例进行调研,运用结构方程模型对量表进行拟合、分析,探讨证型与症状及证型与证型的关系。

4) 大肠癌的问诊量表研究:大肠癌(包括结、直肠癌)是一种原发于结肠、直肠的恶性肿瘤,属于中医"肠覃""积聚""脏毒""锁肛痔""肠积""肠澼"等范畴。中医学在肿瘤治疗方面积累了丰富的经验,在大肠癌的综合治疗中有着重要的地位。张红凯[246]总结大肠癌中医证候规范化的研究成果,认为虽然取得了一定成绩,但仍存在缺乏统筹的整体指导,缺少大规模的流行病学调查数据支持等问题。

屠德敬等[247]采用前瞻性临床调查方法,对287例大肠癌患者进行中医症状分布特点研究。在调查前期由大肠癌的相关文献研究归纳出55个常见症状,初步制定调查表,修改形成大肠癌中医证候演变规律调查表。结果发现大肠癌患者出现频率>15%的中医症状有19个,其中消化系统症状有纳呆、大便溏泻、腹胀、口淡无味、恶心呕吐、腹痛、大便秘结7个。频数发生最高的症状是肢体倦怠,提示大肠癌患者普遍存在正气不足。

林胜友等[248]收集资料完整的780例大肠癌患者,设计临床病例观察表,并分析不同中医证候与生存期之间的相关性。结果发现780例大肠癌患者中医证候出现频数由高到低依次为脾虚证、气虚证、阴虚证、血虚证、痰湿证、热毒证、气滞证、阳虚证、血瘀证。王晓戎等[249]对263例大肠癌患者进行问卷调查,探讨大肠癌常见中医症状及证候分布规律,大便下血、里急后重、大便黏液、舌红、苔黄腻、脉滑数、神疲乏力、腰膝酸软、大便稀溏、舌淡、脉细等症状表现明显,而大肠湿热证、脾胃气虚证、肝肾阴虚证、气血两虚证、瘀毒阻滞证等在大肠癌证候类型中发生频率较高。

随着健康概念的更新,不仅延长术后生存期,提高生存质量也是关注重点。中医药在改善患者术后症状、提高生存质量等方面具有独特的优势,为结直肠癌术后综合治疗的重要组成部分。有鉴于生存质量是有文化依赖性的,适合中国的文化背景及价值观念的生存质量量表优于国外翻译版本。范小华等[250]根据WHO生存质量量表制定原则,结合中医基础理论考虑国情,采用结构化决策的方法,编制初始量表,对205例结、直肠癌术后患者进行测试,运用专家重要性评分法、条目分布考察法、离散趋势法、t检验法、相关系数法、因子分析法、克朗巴哈系数法联合进行条目筛选。研制出含有生理、心理、独立性和社会功能4个领域,20个方面及54个条目的结、直肠癌术后患者中医生存质量量表(QLQ-CMPPCC),可作为结、直肠癌术后中医临床疗效评价的工具。

5) 乳腺癌的问诊量表研究:乳腺癌在中医学中属于"乳岩""乳石痈"等范畴,是女性常见的一种恶性肿瘤,西医学主要以手术、放疗、化疗、内分泌综合治疗、姑息治疗为主。临床治疗时有计划地将中医药和西医联合,运用于手术、生物治疗中,对提高患者生存质量而言具有重要的意义[251]。中医药治疗在缩小瘤体、减缓转移、缓解疼痛,与西药联合后在减少西药使用量及治疗副作用等方面发挥着重要的作用[252]。孙烨等[253]采用内容分析法提取乳腺癌中医证候相关要素条目(不包括舌脉),与中医体质量表、中医舌脉采集表合并,形成乳腺癌临床宏观特征条目,研制出包含生理领域、心理领域、社会领域、疾病特有领域和中医特异性领域 5 个领域,分疼痛与不适、体质易感倾向、心理、社会、疾病特有、中医特异 6 个方面,共 56 个条目的乳腺癌中医临床表型量表。王辉等[254]制定乳腺癌血瘀证量化诊断标准调查表,对 31 例乳腺癌住院患者进行前瞻性检验。量化诊断标准前瞻性检验敏感度 95.0%、特异度 81.8%,结果认为制定的乳腺癌血瘀证量化诊断标准适合临床运用。吴心力[255]设计 TNBC -中医证型临床调查表,通过对 180 例患者记录临床资料,结果发现中晚期 TNBC 患者证型复杂,单证少、复证多,与三阴乳腺癌分子分型的复杂性吻合。

制定量表为问诊的规范化提供了新的思路和方法,也有利于东西方医学的相互交流与借鉴。但现阶段中医量表研究还很不完善,还没有形成纯粹的中医量表体系。张法荣[165]粗略统计了近 10 年来中医量表的应用情况显示,完全引用国外量表研究中医课题占 52%,引用国外量表同时结合中医特点或中医诊断标准的占 30%,自制量表占 18%。我国中医科研所用量表绝大多数源于国外比较著名的问卷,或是经过国内专家改进的普适性量表,或是在引用国外量表的同时补充中医的小部分症状或证型,个别采用自制量表者,也多属于症状的罗列,没有体现中医理论的特色,也并不完全符合中医理论特点和临床治疗宗旨。

(郝一鸣　陈米玙)

二、智能问诊采集系统的研究

随着计算机技术在中医诊断领域的引入,中医问诊采集系统的研制逐渐成为可能[256]。科学工作者们应用多学科交叉互融,初步实现了中医问诊采集的智能化。通过对计算机中医问诊采集系统的文献梳理,从症状信息规范化、模块设计、临床应用等方面进行分类阐述如下。

(一)中医问诊采集系统的模块设计研究

中医问诊采集系统的模块设计是整个系统的核心框架,良好的框架设计对于软件的实际应用具有决定性作用。刘国萍等[104]根据心系问诊量表,选择面向对象的编程语言 Visual C++ 6.0 作为前端开发工具,建立基于 Access

的数据库,初步研制了心系问诊采集系统。该系统整体架构如图 3-1,系统功能需求如图 3-2。

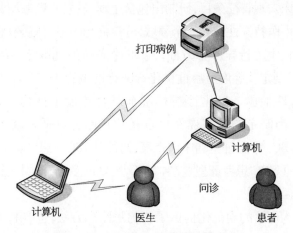

图 3-1　心系问诊采集系统整体架构

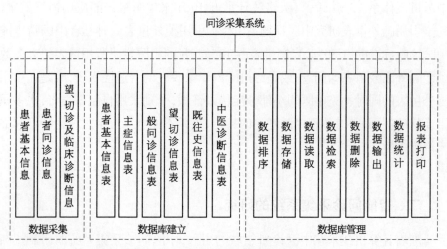

图 3-2　心系问诊采集系统功能需求

郑舞等[257]基于前期完善的中医脾系问诊量表,结合中医临床诊疗习惯,研制了中医脾系问诊信息采集系统。系统界面采用 B/S 架构,借助计算机编程语言来实现数据的采集、储存、查询、导出和打印等功能,并通过调用正确的算法程序对目标数据集进行统计、分析。该系统的整体架构如图 3-3。

王文武等[258]将计算机智能信息处理技术和中医理论相结合,开发了中医问诊软件系统,该系统的核心是问诊诊断模块,其结构如图 3-4。

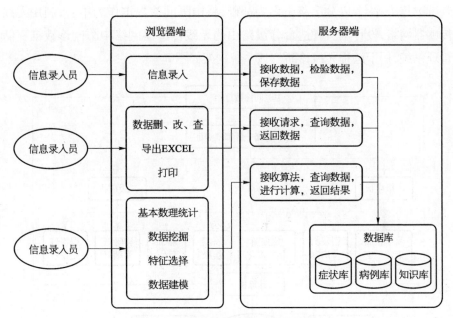

图 3-3　脾系问诊采集系统整体架构

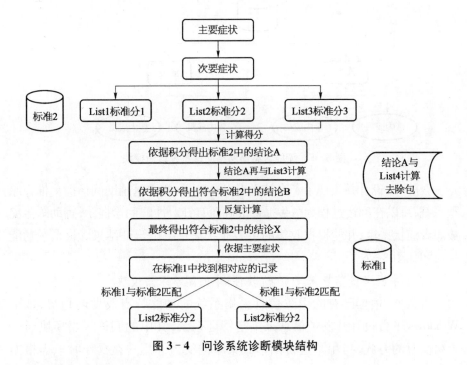

图 3-4　问诊系统诊断模块结构

梁建庆等[259]以分簇路由作为基础,将中医问诊数据作为中心,利用无线传感器网络,设计出一种适合分簇路由的无线传感器网络中医问诊数据存储管理系统,用于远程无线诊断。该系统构架如图3-5。

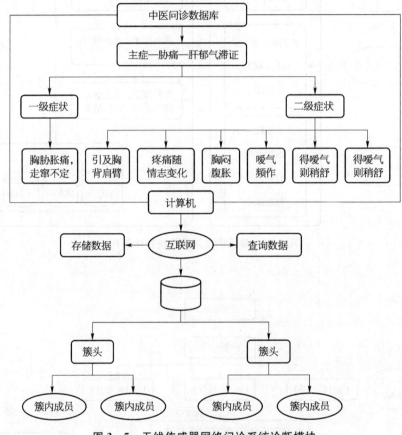

图 3-5 无线传感器网络问诊系统诊断模块

曹静[260]设计并实现了一个基于 Eclipse 平台的中医辅助问诊提示推荐原型系统,可以在问诊过程为医生提供准确而有针对性的问诊提示,辅助医生完成患者症状采集,并能根据收集的患者症状信息给出辨证结果。该系统功能模块图如图3-6。

(二) 中医多诊信息采集系统(软件)中的问诊采集模块

肖赛[261]根据已有的中医信息采集系统的功能特点及发展趋势,基于 Windows 平台设计开发了信息采集与管理系统,其中的问诊采集模块通过人机交互的方式,与用户进行图形式菜单的交流。用户在操作时只需根据

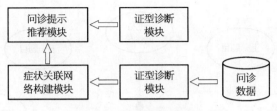

图 3-6 系统功能模块图

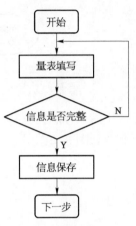

图 3-7 问诊信息采集
流程图

界面引导,回答对应的症状及具体程度即可全部进行回答。本系统中问诊信息采集后直接存储到对应的字段列表中保存,可结合其他中医多诊信息为中医辨证结果提供可靠信息依据。问诊信息采集流程图如图 3-7。

张红凯等[262]设计建立了标准化的问诊数据采集框架。其根据八纲和体质辨证理论,结合专家论证与用户测试反馈,最终确定了最有指向性的 12 个问题,制定了标准化问诊量表,以对数据进行自动化、标准化获取。结合其他多诊信息建立了数字化健康评价管理平台云中医 APP 和云中医智能镜,是首款中医数字化健康监测与管理系统。

刘媛等[263]采用 B/S 架构,使用 VS2010 运行环境,基于 ASP. NET 和 SQL Server2005 数据库服务器建立了中医个性化养生指导 APP 平台,可通过人机交互的方式向患者采集问诊信息,进行测评并形成记录,且后续可再次测评,与历史记录对比。

任国城[264]结合"互联网+"概念,设计了中医在线医疗系统。其中的问诊单模块以单选、多选、补充文本说明等一系列问题为主,提供身体各部位细致评估选项,加以图片上传功能,可接收历史病例和各类检查结果。后续对数据进行问诊处理、诊断及数据库管理等模块加工,可辅助医师进行精确辨证,提供在线医疗服务。问诊单模块如图 3-8。

孙琦等[265]研究开发智能中医诊断软件,系统界面采用 C/S 模式,问诊采集模块设计效仿中医临床问诊流程,用户根据自己的病症来与机器进行问诊交流,形成机器问诊数据库。系统根据病症划分将用户的病症属性类别进一步细化、分类、匹配计算,选择适应性最高的两种证型编码,查询到数据

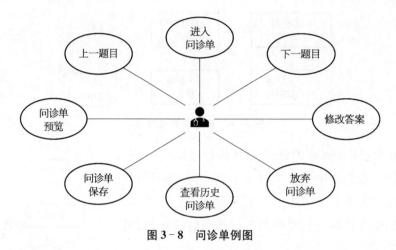

图 3-8 问诊单例图

库中的具体病症及其对应描述,并生成该病的相关推拿治疗方案。软件功能划分如图 3-9。

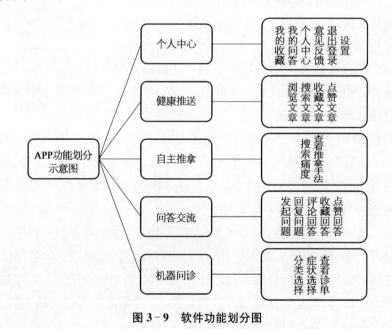

图 3-9 软件功能划分图

此外,何建成等[266]基于其团队开发的数字化问诊系统平台,对 378 例帕金森病患者证候分型情况进行研究,并与专家判读结果进行对比分析,发现该系统的临床诊断符合率达 90%。此外,该研究组采取人机问答的形式,在各医院收集内、外、妇、儿各科病例,由测试人员与患者共同进行临床检测,并与专家判读进行对比,统计结果发现该系统临床判读符合率达 90%[267]。

综上所述,目前中医问诊采集系统的研究取得了显著的成果,但仍存在一定问题:① 目前的问诊采集系统研究集中解决的是辨证问题,缺少病证结合的系统研究,限制了在临床实际中使用的范围。② 采集系统大多仍然需要经过专业培训的人员录入信息,在基层不易推广。近年来虽已出现了一批用户可根据界面引导自行录入症状的问诊系统,但作为终端使用设备,其操作简易度依然有待改进,以设计出对用户更加友好的操作界面。

在今后的研究中可以考虑加入中医疾病的诊断分类项目,更加符合临床的实际需求。积极与专业的计算机软件技术单位合作开发更易于普通人操作的终端系统,尝试不同数据分析方法,选择最精确、最有效的算法。中医问诊采集系统的研制必将为临床、科研及教学带来巨大革新,在网络数字化的今天具有广阔的市场。

(曹　阳　顾巍杰)

第二节　中医问诊信息分析方法研究

计算机模式识别和数据挖掘方法发展,为中医问诊客观化分析提供了有力的方法保障。关于中医问诊客观化分析的研究,主要分为症状的特征选择和证候的分类模型构建两个部分。

一、问诊症状特征选择方法研究

随着中医诊断客观化和标准化研究的不断推进,关于中医问诊信息客观化分析方法的研究也日益深入[268]。临床医生在进行问诊时,并不是泛泛而问,而是围绕患者的主诉,有目的地进行询问。通过重点突出的问诊,可以有效地抓住关键信息,帮助医生做出准确的诊断,这在本质上是一个特征选择的过程。利用特征选择的方法,找出能体现特定疾病规律的特征性症状,同样可以帮助研究者抓住病证的主要特征,提高问诊模型的准确率。因此,如何从大量的临床症状中筛选出具有代表性的特征性症状也就尤为重要。

随着近年来数据挖掘、机器学习等领域的不断发展,特征选择方法也取得了巨大的进步。尤其是 20 世纪 90 年代以来,随着数据处理需求的不断提高,特征选择方法上的局限性也越来越明显,使得相关研究者对特征选择方法投入了前所未有的重视,各种新方法层出不穷[269]。目前的特征选择方法大致可以分为直接选择和间接选择两类,其中直接选择是指通过特定的方法将原始特征直接分为纳入模型和不纳入模型两个子集,而间接选择是指先从原始特征提取新的维度,实现数据降维,再从提取出的维度中总结主要特征。

（一）直接特征选择方法

目前常用的直接选择方法主要可分为过滤式特征选择方法(Filter)、封装式特征选择方法(Wrapper)以及嵌入式特征选择方法(Embedded)3 种,此外,为了克服单一方法的缺陷,也有将多种特征选择方法联合使用的混合式特征选择方法。

1. 过滤式特征选择方法 过滤式特征选择方法是指先按照某种规则对数据集进行特征选择,再基于选择出的特征子集训练模型,特征选择过程与后续建模过程无关,即在建模之前对特征进行"过滤",筛选出符合要求的特征。如常用的 t 检验、秩和检验、卡方检验等,通过对统计量或 P 值设定阈值的方式可以对特征进行筛选,与后续建模过程无关,可以作为过滤式特征选择方法使用。常用的过滤式特征选择方法包括粗糙集方法、互信息方法、Relieff 方法等。

邹蔚萌[270]利用卡方检验对民航飞行疲劳的中医症状体征进行排序,从62 个中医症状体征变量中筛选出 23 个对预测疲劳程度最重要的变量,作为进一步分析的基础。孙继佳等[271]使用粗糙集方法对肝硬化患者的症状、体征进行筛选,之后采用支持向量机方法建立肝硬化患者的证候模型,通过使用粗糙集方法,输入模型的症状、体征从 64 个缩减至 19 个,而模型分类准确率从 76.9% 上升至 84.4%。桑秀丽等[272]对 930 例甲状腺肿瘤病例使用变精度粗糙集与贝叶斯网络方法导出诊断规则,并与粗糙集对比后发现,基于变精度粗糙集与贝叶斯网络的诊断规则准确性高于粗糙集理论的诊断准确性。基于变精度粗糙集与贝叶斯网络的肿瘤诊断模型对提高肿瘤诊断水平具有更好的临床使用价值。徐玮斐等[273]将粗糙集与互信息方法结合对慢性胃炎虚证患者的症状进行选择,并在此基础上使用有向有环图建立证候模型,挑选出脾胃气虚证相关症状(体征)19 个,脾胃虚寒证相关症状(体征)17 个,筛选的相关症状基本与中医理论相符,其模型对脾胃气虚证和脾胃虚寒证的分类准确率分别为 74.1% 和 96.0%。钟涛[256]将该方法扩展运用于慢性胃炎 6 种常见证候,其平均分类准确率可达 82.5%。也有相关学者[274]将粗糙集算法应用到中医病案数据挖掘系统的设计中。

2. **封装式特征选择方法**　封装式特征选择方法是通过特定的规则选取不同的特征子集并分别进行建模，以最终的建模效果来评价不同的特征子集，选出效果最好的特征子集。如穷举法是最简单的封装式特征选择方法，即通过将所有可能的特征子集全部尝试一遍找出效果最好的特征子集。但通常情况下穷举法的计算量过大以致难以完成，因此产生了启发式搜索和随机搜索等其他的封装式特征选择方法。常用的封装式特征选择方法有遗传算法、递归特征消除算法等。

肖光磊[275]采用基于遗传算法的正相关关联规则对 100 例胃炎病例进行症状与辨证之间的关联，使用相关度作为对支持度—置信度框架的补充，在挖掘过程中对一些常规的和负相关的关联规则起到了过滤作用，使得最后所得到的关联规则在临床上具有更好的价值，认为基于遗传算法的正相关关联规则挖掘算法比其他的传统的关联规则挖掘算法更能体现挖掘的价值，具有很高的研究和应用价值。张丽伟等[276]基于朴素贝叶斯分类方法对 187 例冠心病(胸痹)患者证候分类标识的研究中，使用遗传算法对原有的特征进行优化，使用医学上常用的 ROC 曲线方法对改进前后的分类识别的效率进行比较，结果显示朴素贝叶斯模型分类识别时对应的 ROC 曲线下面积为 0.386 5，基于遗传算法改进的朴素贝叶斯模型分类识别时对应的 ROC 曲线下的面积为 0.763 3，认为基于遗传算法改进的朴素贝叶斯方法是较好的分类识别方法。崔宇佳等[277]提出了一种融合多个评价标准的递归特征消除算法，对医疗数据进行实验分析，结果表明该方法预测表现由于其他特征选择方法，其预测的 AUC 值、精确率、召回率、F1 值、准确率均有所提升。

3. **嵌入式特征选择方法**　嵌入式特征选择方法是指建模过程中使用的模型本身即带有特征选择的参数，如常用的逻辑回归中的前进法、后退法等就属于嵌入式特征选择方法。常用的嵌入式特征选择方法包括岭回归、Lasso 回归、决策树等。

章轶立等[278]基于 Group Lasso 的 Logistic 回归模型研究 40～65 岁女性骨质疏松高危人群危险因素，然后用 ROC 曲线对该模型进行评估，结果显示 ROC 曲线下面积为 0.877 5(95%CI＝0.841 2～0.913 8)，初步建立了基于北京、上海人口特征 40～65 岁女性骨质疏松性骨折早期风险预测工具。

ID3 算法和 C4.5 算法是决策树分类算法中的两种，ID3 算法由 Quinlan

于 1986 年提出,是一个典型的决策树分类算法,以一种从简单到复杂的策略遍历空间,使用信息增益作为属性选择标准,钟颖等[279]利用关联原则 Apriori 算法和 ID3 算法来探求症状与中虚气滞证之间的关系,筛选出 18 条对于辨证中虚气滞有较大贡献的症状。张宇龙等[280]采用决策树方法筛选气虚的特征性症状,运用非线性分类器,直接以最小化分类器错误率为目标进行证候特征选择。朱文锋等[281]采用经验建模与计算机建模相结合的方法,将贝叶斯网络应用于中医辨证诊断数据中,对症状与证候要素的隶属关系及证候要素之间的组合关系进行研究,所得结果与中医专家经验有较高的吻合度。

4. **混合式特征选择方法** 当提出特征选择方法时,必须考虑的问题是其计算复杂度[282]。常用的 3 种特征选择方法中,过滤式特征选择方法一般从特征的结构性出发,计算量小,效率高,速度快,但是最终获得的分类精度不稳定。而封装式特征选择方法是以建模的效果作为评价准则,其计算量大,但获得的分类效果好,因此,封装式方法可以达到比过滤式方法更高的精确度[283]。封装式方法的时间复杂度远高于过滤式方法[284],其根本原因在于封装式方法需要结合分类算法对候选特征子集进行交叉验证评价[285]。嵌入式特征选择方法的表现通常在两者之间。因此,为了综合各种方法的优势,过滤式特征选择方法和封装式特征选择方法可以联合使用,通过过滤式方法对特征进行初选,剔除表现较差的部分特征,降低后续计算的复杂度,再利用封装式方法进行选择,以获得更好的分类效果。

邵欢等[286]提出一个混合优化的特征选择算法(HOML),结合了全局优化能力较强的模拟退火算法、遗传算法及局部优化能力较强的贪婪算法,将该算法与多标记嵌入式特征选择算法(MEFS)和多标记特征降维方法(MDDM)进行了比较,在 UCI 酵母多标记数据集和 555 例冠心病问诊数据上的实验结果显示,HOML 算法较之已有的多种算法有明显提高,在平均精度(average precision)上对分类器的提高可达 10.62% 和 14.54%,既实现了冠心病问诊证候模型的建立,又为冠心病的诊断和其他多标记数据分析提供了有效的参考。

(二) 间接特征选择方法

间接特征选择方法属于机器学习中的降维方法,如主成分分析(principal component analysis,PCA)通过变量变换的方法把若干相关的单一变量变为若干不相关的综合指标变量,使得综合指标变量中的某一个或某几个变量对于数据集中不同样本之间的差异具有更强的代表性,从而实现对数据集的降维。但是医学领域对于模型的可解释性有着极高的要求，因此降维后的综合变量仍需要落实到具体的症状、体征，使其可以被医生所理解。这类数据降维方法应用于中医问诊领域时，其作用仍在于特征选择，但其模型中并不能给出针对原始特征的排序或筛选结果，不属于嵌入式特征选择方法。因此本文将其单列，称为间接特征选择方法。在中医问诊特征选择中常见主成分分析、聚类分析、因子分析等方法的应用。

吉华星等[287]用主成分分析法对呼吸窘迫综合征（ARDS）患者进行筛选诊断和疗效评价指标，对患者证候积分化以后，得到治疗前后各证候特征根、方差贡献度、初始因子载荷矩阵、特征向量载荷矩阵及权重，并绘制权重现象，结果显示自觉发热、喘息有力、喘息无力、咳而有力、泡沫痰、喉中有痰鸣、咽喉痒、便秘、排便困难程度、矢气甚臭、肠鸣辘辘、小便短少、胁胀、少腹满等肺、心、肝、大肠证候治疗前后权重位于第一象限，惊悸、心闷痛等心、肝证候位于第二象限，治疗后心系证候权重有所上升，认为肺、心、肝、大肠在 ARDS 中医诊断与治疗过程中具有重要的意义，可以为临床工具提供参考。

有学者将统计方法融入特征选择过程中，刘瑜等[288]利用主成分分析和因子分析方法对 300 例功能性腹胀（FAB）患者进行证候特征研究时，结果显示用主成分分析法提取具有相对独立性且特征值均在 1.0 以上的 11 个主成分，累积贡献率为 67.944％，认为运用主成分分析和因子分析法可更为客观准确地分析功能性腹胀中医证候特征。李毅等[289]利用类聚分析法和主成分分析方法探讨了 276 乙肝后肝硬化患者的症状组合规律，所得结果与乙肝后肝硬化中医临床辨证基本相符，故认为聚类分析法和主成分分析统计方法对症状组合规律、证候规律等方面的研究具有一定的意义。

中医问诊数据是离散型高维度多标记数据，在这类数据的分析建模过程中，特征筛选和降维往往能起到提高模型效果的作用。而且由于医学领域的特殊性，医学模型对可解释性的要求远比其他领域要高，一个无法解释的模型是无法被临床医生所接受的。而一旦纳入模型的特征过多，无论这个模型的分类效果多么出色，各个特征之间的交互作用都会使得模型过于复杂而难以解释，这也就使得特征选择在中医问诊客观化、标准化研究中发挥着举足轻重的作用。另外，特征选择并不是中医问诊数据挖掘的全部。无论何种特征选择方法，其效果总要依赖最终建立的模型来呈现。即使是过滤式特征选择方法，虽然它能够体现数据的许多基本特征，是数据挖掘过程中不可或缺的部分,但是由于过滤式特征选择方法无法与具体的模型紧密结合,无法达到最佳的分类效果,随着计算机硬件的不断发展和计算能力的不断提高,研究者将越来越倾向于分类更准确的封装式和混合式特征选择方法,而这些方法都必须与具体的模型紧密结合起来。随着机器学习和人工智能的不断发展,建模方法也是日新月异,对应的特征选择方法也必然更加灵活多变。目前特征选择方法在中医问诊中的应用多为单一方法的简单套用,多种方法相互补充、综合运用,甚至根据特定数据的情况对现有方法进行改进的研究十分少见,这或许可以成为未来研究的尝试方向。

(郭 睿 陈 瑞)

二、问诊证候建模及分类方法研究

随着中医诊断客观化和规范化研究的不断推进和多学科交叉融合研究方法的深入,学者们尝试多种信息处理方法对经规范化采集的问诊信息进行证候模型构建及分类的探索性研究,以期提高中医临床辨证论治的准确率和效率,发掘中医临床诊断疾病中隐匿的科学信息。

随着大数据信息时代的到来,研究者们对临床收集的大量问诊信息的处理方法逐渐趋向于使用数据挖掘方法,主要是通过研究合适的机器学习算法分析大数据,依据获取的经验(数据)改善系统的性能,并可以基于这种学习算法对新的数据做出相应的判断。数据挖掘的目的和过程与人类学习有类似之处,从学习对象和过程来看,大致可以将机器学习的算法分为无监督学习和有监督学习两类[290]。常见的无监督学习算法有聚类分析、主成分分析和因子分析、决策树及关联规则等,常见的有监督学习算法有人工神经网络、判别分析、贝叶斯网络、支持向量机等。中医问诊信息的处理进而辅助客观化辨证的实现,也可看作是从大量临床患者疾病表现获得的问诊信息中,探索挖掘隐藏在这些样本背后的共性,寻找辨证规律的过程。因此,近年来研究者们在问诊证候建模及分类方法方面进行了诸多探索,取得了一定的进展。

（一）无监督学习

无监督学习是一种对原始数据分类的方法,这种方法没有对数据进行标记,也不知道分类结果是否准确。无监督学习的方法可以自动从数据中找到潜在的类别规则,并学习这些规则,最后可以用这些规则对新案例进行分类[290]。常见的有聚类分析,还有主成分分析和因子分析、决策树、关联规则等。许多研究者将这些无监督学习的算法应用于中医问诊证候建模及分类研究之中。

1. **聚类分析**　聚类分析是研究用数学方法将事物进行分类的方法,是一种常见的无监督学习方法[291]。比如生物学家,为研究生物的演变,需要对生物进行分类,根据各种生物的特征,将具有更多近似特性的事物聚在一起,归纳为界、门、纲、目、科、属、种之类。这与中医强调的辨证论治有相似之处,根据中医学理论,将患者所表现的症状和体征,归属为不同的证候表现,为治疗提供前提和依据。通常人们可以凭借现有的经验和专业知识实现对事物的分类,而聚类分析从数据分析角度给出一个更加准确的定量分类方法,具有较好的客观性和科学性。因此,有研究者将聚类分析的方法应用于问诊证候建模及分类的研究中。张明雪等[292]运用聚类分析等方法分析1 504例冠心病合并高血压患者的中医问诊信息,将其分为4个阶段进行证候构成和证候演变规律的研究。翟笑枫等[293]运用聚类分析方法研究559例原发性肝癌患者的四诊信息,将该病分为3类,血瘀和气虚归为一类,气滞、水湿和湿热归为一类,而阳虚、阴虚和血虚归为一类。黄琳等[294]用聚类分析方法研究232例顽固性心力衰竭患者的证候分布规律,认为顽固性心力衰竭的中医临床证候以气虚血瘀证最为多见,心肾阳虚证和气阴两虚证是主要的本虚证候,水饮内停证、痰瘀互阻证是常见的标实证候,为该病的临床辨证论治提供了一定参考。

2. **主成分分析和因子分析**　主成分分析和因子分析都属于无监督的分类方法。主成分分析是通过转换变量,使少数的新变量可以尽量表示原变量的结构特征,而不丢失原有信息的方法。以少数综合的变量替代原始的多变量,新的少数的变量即所谓的主成分[292]。在中医问诊证候建模及分类的研究中,主要是通过降维的方式解决临床上收集的问诊信息量多的问题。该方法多与其他分析方法合用,起到对庞杂的症状降维的作用。

王养忠等[295]运用主成分分析等方法对120例中医糖尿病肾病证候信息进行探索研究,将该病客观分成4类,气阴两虚、血虚兼阴虚气滞、热盛气滞血瘀兼气虚和湿热兼血虚阳虚,一定程度客观反映了该病的中医四诊信息特征。王庆高等[296]运用系统聚类结合主成分分析的方法对1 000例高血压患者的中医四诊信息分析研究,发现可以将证候归为4类,分别是肝阳上亢证、痰湿壅盛证、气血亏虚证和瘀血阻络证,具有一定客观性。苏泽琦等[297]运用主成分分析和因子分析的方法分析慢性胃炎患者的四诊信息,探索慢性胃炎中医证候的演变规律,认为慢性胃炎不同阶段病性和证素存在统计学差异,随着疾病逐渐加重,累及的病位逐渐增多,涉及证候要素也逐渐增加。

因子分析是一种探索变量之间相互依赖关系的方法,在主成分分析的基础上构筑公因子,以这些公因子为框架对原始变量进行分解,考察原变量之间的内在联系和区别,也是多元统计学方法中一种常见的降维方法[291]。变量之间往往存在一些共同的因子(公因子),支配不同的变量。比如儿童的身高、体重会随着年龄的增加而变化,可以认为有一个因子,同时支配并影响着儿童的身高和体重。再如老人,随着年龄的增加,各项指标都逐渐呈衰老的趋势,可以认为有一个"衰老因子"支配并影响着人体。可见,我们可以从大量的数据中寻找引起不同指标变化的本质的共性因子,因子分析的任务就是要从大量的数据中"由表及里"找寻影响变量、支配变量的共性因子。而中医的辨证,也可以看作从临床收集的大量问诊信息中,寻找共性因子的过程。因此,也有研究者将因子分析用于中医问诊证候建模及分类研究之中。

张世君等[298]运用因子分析结合聚类分析的方法研究 999 例正常高值血压人群的中医问诊信息,共提取 8 个公因子,对总方差的累计贡献率为 70.66%,初步研究认为可以将人群分为无症状组、痰湿壅盛组、阴虚阳亢组、肝火炽盛组和肾阳虚组 5 类,揭示了正常高值血压人群的中医辨证规律。孙大志等[299]对 767 例胃癌患者的问诊信息进行 2 次因子分析,获得 10 个公因子再进行聚类,聚为脾气亏虚证、脾胃虚寒证、脾胃气滞证、气血两虚证、瘀血内阻证、痰湿内蕴证和胆胃失和证 7 类,基本与该病病机相符。陈明等[300]运用因子分析结合聚类分析的方法对 354 例 IgA 肾病患者的 68 个因子进行问诊信息的降维研究,总结出该病有脾肾阳虚兼血瘀证类、脾胃气虚兼痰湿证类、肝肾阴虚证类、肺气虚兼风热证类和气阴两虚兼湿热证类 5 个中医证候群。

3. 决策树 决策树最早于 1966 年由 Hunt 等人提出,主要用于对样本的各种属性进行分析与归纳,最终形成一种类树型结构,属于一种无监督学习的方法[301]。决策树可以数据中的最具有分辨能力的属性,并把数据库分成许多子集,直至每个子集包含同一个属性的数据,最后使得决策树能够对新的样本进行分类[302]。决策树解决的核心问题是一种数据分类问题,与中医问诊证候模型及分类研究主要目的一致。决策树的优点在于处理速度快、分类精度高、分类模式简单,适用于处理离散型数据,分类规则易于提取和表达,能为辨证提供有力依据。

钟颖等[303]从 77 个问诊症状中筛选出 18 条对于辨证中虚气滞有较大贡献率的属性,训练了辨证中虚气滞型的中医胃炎诊断模型,最后建立了较为满意的预测模型。李鲁宁等[304]采用 ID3 算法对经预处理后的 100 例中医胃炎四诊信息进行证候分类研究,建立了慢性胃炎辨证分型的决策树,发现挖掘的分类规则基本符合中医慢性胃炎的辨证规律。徐蕾等[305]运用 C4.5 算法对 406 例胃炎患者问诊信息进行证候模型构建研究,得到的模型符合率训练集 83.60%,验证集 80.67%,测试集 81.25%,认为建立的模型可以用于预测慢性胃炎病例的中医辨证分型。

但当研究数据训练样本含量过大时,决策树会产生重复子集,归纳算法会出现过度拟合,使决策树过大,运算量增加。因而,可以将决策树与其他挖掘方法结合对数据进行优化改进,解决决策树过去庞大的问题。或者与特征属性筛选模型结合,剔除不相关和冗余数据,以达到提高分类精度和分类性能的目的[306]。

4. 关联规则　关联规则最初是用来描述购买某商品同时购买其他商品的零售数据,属于一种无监督学习算法[301]。随着数据挖掘技术的不断成熟,关联规则技术已经应用于零售业以外的其他领域。在众多的关联规则算法中,Apriori 算法是最基本、最著名的一种算法,也是最有影响的挖掘布尔关联规则频繁项目集的一种算法。算法的核心思想是基于频繁项目集理论的一种递推。目的是从数据库中找出支持度和信任度都不低于给定的最小支持度和最小信任度的关联规则。在中医问诊证候建模及分类的研究中,也有学者将此应用于问诊症状直接关系的探索,为症状—辨证—处方中前半部分的症状—辨证的规律提供一种方法。

刘广等[307]将关联规则的方法运用到中医胃炎患者的问诊信息中,假设最小支持度为 40%,最小信任度为 60% 时,得出了中医胃炎症状之间的关联分析结果,其结果得到大部分中医专家的认可。李玲等[308]将关联规则的方法运用于周仲瑛诊疗类风湿关节炎的经验之中,挖掘出该病的 14 个主要症状,76 个临床常用药物,8 个药物核心组合等知识。

关联规则可以从大量的数据中发现关系,提供人们容易理解、接受并有用的知识。一般关联规则的生成所使用的是支持度—置信度的框架。但是基于这种框架生成规则的时候,随之产生的是大量的、冗余的或不相关的规则,这会影响到用户的选择,甚至产生错误的判断,因而也存在一定不足[309]。

（二）有监督学习

有监督学习是参考一类具有标记的数据而发生的学习。通过已经标记的数据训练得到一个最优模型,再用这个模型对新的数据做出判断,实现数据的分类[290]。常见的有监督学习算法是人工神经网络,还有判别分析、贝叶斯信念网络和支持向量机等。研究者们将这些有监督的机器学习算法应用于中医问诊证候建模及分类方法研究中[310]。

1. 人工神经网络　人工神经网的研究起源于试图模拟生物神经系统,它由一组相互连接的结点和有向链构成,属于有监督学习的算法[301]。多层人工神经网络包含输入层、隐藏层(一个或多个)、输出层,各层处理数据的结点称为神经元。输入层接受外界信号,将信号引入网络;隐藏层对信息进行处理;输出层得出信息处理后的最终结果。在训练的数据没有表示已有规则的前提下,通过自学获得数据的潜在规则,对同类数据做出判断[303]。

李建生等[311]对1 134例2型糖尿病患者的临床四诊信息通过整理进行证候分类探索,应用人工神经网络和模糊系统结合的方式构建一种自适应的模糊推理系统,并检验构建模型的可靠性,确立该病常见证候的辨证诊断标准,发现符合率为86%。李亚等[312]对475例弥漫性肺间质疾病患者的问诊信息进行证候分类研究,运用人工神经网络等方法建立了动态网络,挖掘出常见的5种证型,痰瘀阻肺证、痰热壅肺证、痰湿壅肺证、肺肾气虚证和肺肾气阴两虚证,得到证候标准符合率为73.8%。孙贵香等[313]对1 312例冠心病患者的问诊信息进行证候建模研究,应用共轭梯度下降算法构建人工神经网络模型,得到7个常见证型,心血瘀阻证、寒凝心脉证、痰阻心脉证、气滞心脉证、心阳亏虚证、心气亏虚证和心阴亏虚证,并验证其正确率达89.2%。

可见,人工神经网络具有整体、系统、非线性的特点,还有很强的自主学习能力,应用于中医诊候分类的研究中有着独特的优势,但也存在收敛速度慢、网络泛化不理想和易陷入局部极小等不足。纠正这些不足的方式,主要通过如孙氏[327]采用的方式,提出新的算法对人工神经网络进行优化,提高收敛速度。另外,尽量选取足够多的样本,同时要提高样本质量。

2. 判别分析　判别分析是根据两个或多个已知不同类的抽样结果,按照确定的准则,建立数学模型或函数判别新的个体归属于哪一个类的方法,属于一种有监督的学习方法。"判别"问题也是一种"分类"或"决策"的问题。比如通过调查某地区的土地生产率、劳动生产率、人均收入和费用书评等指标确定该地区属于哪种经济类型的地区。这与医生根据患者的各项理化检查指标结果判断患者疾病相类似,相当于临床医学中的"鉴别诊断"。对比于中医辨证,可以看作医生根据患者表现的各种症状和体征,判断患者所属哪一种证候的过程。因此,也有很多学者将该方法用于问诊证候建模及分类的研究中。

杨勇等[314]运用逐步判别分析方法对 297 例功能性便秘患者的问诊信息进行证候分类研究,建立相应的判别函数式,并检验回代误判率,得到肝脾不调证、肝肾阴虚证、肺脾气虚证和脾肾阳虚证 4 个证候的判别函数,模型与临床诊断吻合度较好。章浩伟等[315]将判别分析用于多囊卵巢综合征患者的问诊证候分类研究中,得到的判别函数模型对证候的分类准确率达 87.8%,与临床实际吻合良好。周福生等[316]运用判别分析对 123 例浅表性胃炎患者的问诊信息进行脾气虚证的判别模型构建,建立浅表性胃炎的脾气虚证候的诊断标准,精简了脾气虚证的诊断标准,更贴近临床。

3. 贝叶斯信念网络　贝叶斯信念网络(Bayesian belief networks,BBN),又称因果概率网络,是一种描述随机变量相互依赖关系的图形模式,属于有监督学习的算法,主要用于解决不确定的问题。它能够通过图形的方式形象直观地把知识表示出来,并用这些知识进行类似人类思维的推理。BBN 通过对先验知识的数据构建网络,再用概率对未知进行预测,主要用于研究不确定性问题的知识表达,故可用于研究多因果关系的分析。BBN 的模式与中医辨证过程具有相似之处,该方法在中医问诊证候建模及分类研究中被日益采用[317]。

徐琎等[318]通过贝叶斯网络对 835 例冠心病的问诊信息进行证候分类研究,建立了心气虚、心阴虚、心阳虚、血瘀和痰浊 5 个融合模型,其分类识别准确率分别达 69.34%、84.85%、65.12%、83.87%、65.12%,认为在有先验知识的情况下,贝叶斯网络分类的正确率比较高,是一种较为有效的分类方法。王学伟等[319]用贝叶斯网络对 474 例血瘀证的问诊信息进行血瘀证的定量诊断,建立的模型对血瘀证的诊断准确率达 96.6%。同时提出,贝叶斯网络不仅发现各症状的因果关系,还能识别出关键症状,适合于解决中医定量诊断的问题,有助于证候诊断标准的确立。

BBN 对变量的无限制性为具有复杂因果关系的中医症—证研究提供了较为客观的方法,并且符合专家经验的判断结构,使得诊断准确率相对较高。但依然存在低频率的症状无法被计算、辨证价值与实际情况存在差异、条件概率随机性大以及提供的样本信息的全面客观性等问题。可见,中医辨证中的

BBN 应用研究仍须反复推敲,与计算机建模进一步结合,反复交叉、不断完善以提高准确率。

4.支持向量机 支持向量机被认为是一种预测准确性最好的分类算法,是以良好的数学基础和坚实的统计理论为基础建立的分类技术。它主要用于解决二分类问题,将非线性函数转化为高维函数的线性问题,再在高维空间中寻找到最优分类的超平面,从而得到最佳决策函数,属于有监督学习的算法。

徐琎等[320]用支持向量机分类技术对 503 例中医心系问诊信息进行证候分类研究,对 16 个证候的正确率进行测定,发现心血虚、心胆气虚、寒凝、心肝血虚和心肾不交的正确率为 100%,同时存在心脾两虚和心肾两虚的正确率均仅有 43.14%。可见,这种方法的确能较大程度提高中医证型的辨别能力,但是对样本有着较高的要求,样本的不平衡性对预测正确率有着重要影响。许朝霞等[107]运用支持向量机方法对心血管疾病问诊信息和证候类别之间的关系进行分析建模,并观察证候预测的准确性,为心血管疾病中医辨证分型提供了一定参考。

支持向量机很好地解决了传统的统计模式识别方法存在预测能力不足和训练误差小的问题,为处理小样本、非线性、高维数据的复杂系统问题的研究提供了新方法。将低维空间向量映射至高维空间,数据的计算复杂度大大增加,许氏等应用不同的核函数算法巧妙解决了维数问题,但仍旧存在识别率低的问题。

总结来说,问诊证候建模及分类的相关方法仍旧存在一些不足,一方面,临床上问诊信息的采集和辨证的主观性强,临床上采集问诊信息时,收集到的信息可能会有遗漏或者患者自己描述不清,在辨证上,不同专家对同一患者的问诊信息表现做出的辨证也不完全一致,存在一定主观性。另一方面,虽然各种有监督、无监督的数据挖掘方法对问诊信息进行证候建模及分类研究提供了许多有益参照,但方法各异,建立的证候模型存在一定局限性,也影响着研究结果的客观性,不同方法比较的相关研究文献也相对较少。对此可以选择不同的数据挖掘方法,对同一批中医问诊信息进行证候分类研究,考虑不同方法的利弊,去糟存精,综合出一种用于问诊信息的新方法,进而为实现客观化辨证提供有益的借鉴。

(徐玮斐)

参考文献

[1] 王琦,朱燕波,吴承玉,等.中医体质与健康相关生命质量的相关性[J].中国组织工程研究与临床康复,2007,11(49)：9946 - 9950.

[2] 虞晓含.基于项目反应理论的中医体质量表条目特征研究[D].北京：北京中医药大学,2016.

[3] 王琦.中医体质量表的编制及其应用[A].中国中医药大学,世界中医药学会联合会,中华中医药杂志编辑部.2006 国际传统医药创新与发展态势论坛论文集[C].中华中医药杂志,2006：4.

[4] 朱燕波,王琦,虞晓含,等.中医体质量表——41 条目简短版的结构效度和反应度评价[J].中国全科医学,2017,20(26)：3282 - 3286.

[5] 朱燕波,王琦,史会梅,等.中医体质量表 30 条目简短版的制定与评价[J].中医杂志,2018,59(18)：1554 - 1559.

[6] 柳璇.《老年版中医体质分类与判定》量表研制与初步应用分析[D].北京：北京中医药大学,2013.

[7] 潘晓彦,张小芳,曾维轲,等.湖南省老年人中医体质类型及其与年龄的相关性研究[J].湖南中医药大学学报,2018,38(5)：586 - 589.

[8] 高彩霞,梁永林.应用中医体质量表对大学生体质分型的调查及干预研究[J].甘肃中医学院学报,2013,30(1)：87 - 89.

[9] 梁永林,高彩霞,李乾琦,等.应用中医体质量表对 703 名大学生体质分型的研究[J].时珍国医国药,2014,25(1)：162 - 163.

[10] 朱燕波,王琦,姚实林.中医阳虚质相关影响因素的研究[J].中医杂志,2007,48(12)：1113 - 1115+1124.

[11] 王琦,朱燕波,折笠秀树,等.中医痰湿体质相关影响因素的研究[J].北京中医药大学学报,2008,30(1)：10 - 13.

[12] 张亚军.绝经后骨质疏松症及其影响因素与中医体质相关性研究[D].北京：北京中医药大学,2009.

[13] 郭晨旭.180 例肿瘤患者中医体质调查及其与中医证型的相关性分析[D].广州：广州中医药大学,2011.

[14] 张继娟.慢性咳嗽的中医体质评价及中药干预前后探讨[D].广州：广州中医药大学,2010.

[15] 黎婉玲.偏头痛患者的中医体质特征研究[D].广州：南方医科大学,2012.

[16] 陈妙情.应用中医体质量表对 EB 病毒感染者体质分型的调查[D].广州：广州中医药大学,2013.

[17] 吴凤芝.长航人员心理疲劳的中医学认识及影响因素研究[D].北京：北京中医药大学,2014.

[18] 于晓林.易感小儿中医体质分类的临床探究[D].武汉：湖北中医药大学,2014.

［19］井慧如.英文版中医体质量表开发与美加人群中医体质流行病学调查研究［D］.北京：北京中医药大学,2012.

［20］赖莹莲.海外人群中医体质调查的网络投掷研究及结果分析［D］.北京：北京中医药大学,2014.

［21］李炳旼,曹卉娟,田恩惠,等.《中医体质量表(韩文版)》在韩国人群中应用的横断面研究［J］.安徽中医药大学学报,2015,34(4)：25-28.

［22］Van HB, Kempke S, Luyten P. Psychiatric aspects of chronic fatigue syndrome and fibromyalgia［J］. Current Psychiatry Reports, 2010, 12(3)：115-120.

［23］Holgate ST, Komaroff AL, Mangan D, et al. Chronic fatigue syndrome：understanding a complex illness［J］. Nature Reviews Neuroscience, 2011, 12(9)：539-544.

［24］Ballard, Karen A. The impact of the environment on health［J］. Nursing Administration Quarterly, 2010, 34(4)：346-350.

［25］李卫彬,程羽,袁萌,等.慢性疲劳综合征与亚健康状态［J］.中华中医药学刊,2011,29(7)：1522-1524.

［26］Sharpe M. Chronic fatigue syndrome：neurological, mental or both［J］. Journal of Psychosomatic Research, 2011, 70(6)：0-499.

［27］Rothenberger A. Environment for the better, environment for the worse — new evidence to inform players in public mental health［J］. European Child & Adolescent Psychiatry, 2010, 19(7)：547-548.

［28］于春泉,王秀莲,张炳立,等.亚健康状态常见证候特征的判别分析［J］.辽宁中医药大学学报,2006,8(5)：129-131.

［29］周宝宽.抗疲劳防治亚健康中药整理与研究［J］.中华中医药学刊,2008,26(1)：193-195.

［30］马海鹰,雷呈祥.亚健康的定义、分类及其鉴别［J］.解放军预防医学杂志,2012,30(2)：143-146.

［31］董玉整.亚健康及其产生的三个主要原因［J］.中华流行病学杂志,2003,24(9)：758-759.

［32］Itzhar-Nabarro Z, Silberschatz G, Curtis JT. The adjective check list as an outcome measure：assessment of personality change in psychotherapy［J］. Psychotherapy Research, 2009, 19(6)：707-717.

［33］Yusof MYM, Horan MA, Jones M, et al. Developing a self-reported comorbidity index to predict mortality of community-dwelling older adults［J］. Arch Gerontol Geriatr, 2010, 50(3)：0-10.

［34］刘欢欢,张小远,周志涛.大学生心理亚健康状态筛查及评价［J］.中国公共卫生,2006,22(6)：647-649.

［35］Herbstman JB, Sjödin A, Kurzon M, et al. Prenatal exposure to PBDEs and neuro development[J]. Environmental Health Perspectives, 2010, 118(5)：712 - 719.

[36] 韩标,孔晶,刘伟,等.亚健康状态躯体症状自评量表的编制及信度、效度检验[J].中国心理卫生杂志,2007,21(6)：382 - 385.

[37] 李海峰,陈晓,金如锋.亚健康证候测试量表的编制和信效度分析[J].陕西中医,2007,28(5)：565 - 567.

[38] 王学良,霍云华,李俊,等.亚健康状态中医证候调查表的评价[J].南方医科大学学报,2007,27(2)：160 - 163.

[39] 屈荣杰,杨云滨,冯丽仪,等.应用亚健康评定量表(第1版)评价新疆公务员亚健康状况的信度和效度研究[J].中国全科医学,2012,15(7)：744 - 747.

[40] 李秀英,陆艳,张跃华,等.亚健康评定量表评价广州白云区护理人员亚健康状况的信效度研究[J].护理学报,2012,19(11)：8 - 12.

[41] 陆艳,徐华丽,魏骞,等.亚健康评定量表应用于城镇居民的验证性因子分析[J].中国全科医学,2013,16(10)：1108 - 1109.

[42] 蔡渊钧,陆艳,许军,等.亚健康评定量表应用于潮州市城镇社区居民的信效度研究[J].实用医学杂志,2013,29(1)：126 - 128.

[43] 张远妮,许军,姜虹,等.广东省城镇居民亚健康评定量表的常模研究[J].中国全科医学,2014,17(28)：3325 - 3330.

[44] 许军,吴伟旋,崔周国,等.中国三省市城镇居民亚健康评定量表常模的建立[J].中国全科医学,2015,18(28)：3456 - 3464.

[45] 崔周国,许军,吴伟旋,等.广州市中青年知识分子亚健康状况及其影响因素分析[J].中国医药导报,2015,12(30)：12 - 16.

[46] 许军,张远妮,姜虹,等.珠江三角洲新生代农民工亚健康评定量表常模研究[J].中国全科医学,2016,19(23)：2817 - 2823.

[47] 吴伟旋,许军,向前,等.我国三省市城镇居民亚健康状况及影响因素研究简述[J].中国全科医学,2016,19(22)：2651 - 2655.

[48] 蒋健.关于中医肝病学术的若干思考[J].中西医结合肝病杂志,2005,15(2)：65 - 67.

[49] Ott JJ, Stevens GA, Groeger J, et al. Global epidemiology of hepatitis B virus infection: new estimates of age-specific HBsAg seroprevalence and endemicity[J]. Vaccine, 2012, 30(12)：2212 - 2219.

[50] Lozano R, Naghavi M, Foreman K, et al. Global and regional mortality from 235 causes of death for 20 age groups in 1990 and 2010: a systematic analysis for the Global Burden of Disease Study 2010[J]. Lancet (London, England), 2012, 380：9859.

[51] Bayliss MS. Methods in outcomes research in hepatology: definitions and domains of quality of life[J]. Hepatology, 1999, 29(6 Suppl)：3 - 6.

[52] Cox DR, Fitzpatrick R, Fletcher AE, et al. Quality of life assessment: can we keep it

simple? [J]. Journal of the Royal Statistical Society, 1992, 155(3): 353 - 393.

[53] 方积乾,万崇华,史明丽,等.生存质量研究概况与测定量表[J].现代康复,2000,4(8): 1123 - 1133.

[54] Guyatt GH, Feeny DH, Patrick DL. Measuring health-related quality of life[J]. Ann Intern Med. 1993, 118(8): 622 - 629.

[55] The WHOQOL Group. Development of the world health organization WHOQOL-BRIEF quality of life assessment[J].Psychol Med, 1998, 28: 551 - 558.

[56] 潘化平.SF - 36 量表在慢性乙型肝炎患者生存质量中的应用研究[J].中华全科医学, 2010,8(2): 152 - 153.

[57] 刘静,许镇,张绍全,等.S-腺苷蛋氨酸干预乙型肝炎肝硬化患者生存质量研究[J].肝脏,2010,15(2): 120 - 123.

[58] 易露茜,杨旭,王小万.治疗前后慢性乙型肝炎患者生活质量变化及影响因素分析[J].中国临床心理学杂志,2005,13(4): 472 - 473.

[59] Division of Mental Health. Field trial WHOQOL - 100: the 100 questions with response scales[J]. WHO, GENEVA, 1995: 1 - 5.

[60] Orley J, Saxena S, Herrman H. Quality of life and mental illness: reflections from the perspective of the WHOQOL[J]. Br J Psychiatry, 1998, 172: 291 - 293.

[61] 侯彩秀,赵红莉,宋亚华,等.肝硬化患者生活质量与社会支持研究[J].护理学杂志, 2005,20(3): 52 - 53.

[62] Bergner M, Bobbitt RA, Carter WB, et al. The sickness impact profile: development and final revision of a health status measure [J]. Medical Care, 1981, 19(8): 787 - 805.

[63] Hunt SM, McEwen J, McKenna SP. Measuring health status: a new tool for clinicians and epidemiologists[J]. J R Coll Gen Pract, 1985, 35(273): 185 - 188.

[64] Brooks R. EuroQol: the current state of play [J]. Health Policy (Amsterdam, Netherlands), 1996, 37(1): 53 - 72.

[65] 贾元熙,崔富强,张栋梁,等.欧洲五维水平量表在中国慢性乙型肝炎病毒感染者中的适用性调查[J].中国疫苗和免疫,2013,19(6): 492 - 497+544.

[66] 孔凡霞,葛艾学.心理干预改善慢性乙型肝炎患者焦虑抑郁情绪效果观察[J].齐齐哈尔医学院学报,2007,28(5): 588 - 590.

[67] 陈先君.心理干预对慢性乙型肝炎伴抑郁焦虑患者心理状态、治疗依从性及疗效的影响[J].中国现代医生,2010,48(29): 119 - 120.

[68] 汤书勤,张永华,潘锋,等.慢性乙型病毒性肝炎患者心理状况调查[J].浙江中西医结合杂志,2009,19(3): 182 - 186.

[69] 刘静,王玉霞,王彩霞.心理干预对慢性乙型肝炎患者生活质量的影响[J].中国医药导报,2006,3(35): 12 - 13.

[70] Gross CR, Malinchoc M, Kim WR, et al. Quality of life before and after liver transplantation for cholestatic liver disease[J]. Hepatology, 1999, 29: 356 - 364.

[71] Chen ZJ, Al-Mahtab M, Rahman S, et al. Validity and reliability of the Bengali version of the hepatitis quality of life questionnaire[J]. Qual Life Res, 2010, 19(9): 1343 - 1348.

[72] Younossi ZM, Guyatt G, Kiwi M, et al. Development of a disease specific questionnaire to measure health related quality of life in patients with chronic liver disease[J]. Gut, 1999, 45(2): 295 - 300.

[73] 吴创鸿,邓启文,纪晓抒.慢性肝病问卷在慢性乙型肝炎患者中的试用[J].中国临床心理学杂志,2003,11(1): 60 - 62.

[74] 张静,傅文青,于宏华.心理干预对慢性乙型肝炎患者肝功能和生活质量的影响[J].中国健康心理学杂志,2008,16(1): 108 - 110.

[75] 郭新峰,朱泉,吕渭辉,等.慢性肝病问卷在乙肝携带者中的初步试用[J].吉林医学, 2010,31(11): 1472 - 1474.

[76] Lam ET, Lam CL, Lai CL, et al. Psychometrics of the chronic liver disease questionnaire for Southern Chinese patients with chronic hepatitis B virus infection[J]. World Journal Gastroenterol, 2009, 15(26): 3288 - 3297.

[77] Gralnek IM, Hays RD, Kilbourne A, et al. Development and evaluation of the liver disease quality of life instrument in persons with advanced,chronic liver disease — the LDQOL 1.0[J]. American Journal of Gastroenterology, 2000, 95(12): 3552 - 3565.

[78] 钟丽,莫新少,游雪梅,等.肝移植病人生存质量及影响因素的研究[J].护士进修杂志, 2007,22(23): 2123 - 2125.

[79] 齐明华,彭雁忠,李佳玲,等.肝病生存质量量表在慢性病毒性肝炎患者中的性能评估[J].世界华人消化杂志,2016,24(2): 272 - 278.

[80] Kim S, Choi KH, Hwang SG, et al. Validation of the Korean version of liver disease quality of life (LDQOL 1.0) instrument[J]. Korean J Hepatol, 2007, 36(1): S174 - S175.

[81] Urm SH. Assessment of health-related quality of life in patients with chronic liver disease[J]. Korean Journal of Hepatology, 2007, 13(1): 5.

[82] Lee KS, Park JH. Burden of disease in Korea during 2000 - 10[J]. Journal of Public Health (Oxford, England), 2014, 36(2): 596.

[83] Unal G, Boer JBD, Borsboom GJJM, et al. A psychometric comparison of health-related quality of life measures in chronic liver disease [J]. Journal of Clinical Epidemiology, 2001, 54(6): 587 - 596.

[84] Youssef NFA, Shepherd A, Evans JMM, et al. Translating and testing the liver disease symptom index 2.0 for administration to people with liver cirrhosis in Egypt

[J]. International Journal of Nursing Practice, 2012, 18(4): 412.

[85] 万崇华,高丽,李晓梅,等.慢性病患者生命质量测定量表体系共性模块研制方法(一):条目筛选及共性模块的形成[J].中国心理卫生,2005,19(11): 72 - 726.

[86] 王超秀,万崇华,李武,等.慢性肝炎患者生命质量测定量表研制与考评[J].中国全科医学,2011,14(11): 3562.

[87] 吴筱英.中药新药临床研究指导原则[M].北京: 中国医药科技出版社,2002: 148 - 151,211.

[88] 王哲,胡随瑜,蔡太生,等.中医肝脏象情绪表的编制[J].中国行为医学科学,2004,13(1): 104 - 106.

[89] 李跃平,黄子杰,陈聪.乙型肝炎患者生存质量量表的初步编制[J].中国心理卫生杂志,2007,21(7): 452 - 455.

[90] 佘世锋,罗仕娟,刘凤斌.中医肝病临床疗效评价 PRO 量表的研制[A].2006 年广东省中西结合脾胃肠消化病学术会议暨国家级继续教育项目消化病进展研讨班论文汇编[C].中西结合脾胃病消化病分会,2006: 298 - 302.

[91] 陈非凡,刘凤斌.中医肝病 PRO 量表的研制与考核[D].广州: 广州中医药大学,2007: 9.

[92] 杨小兰,刘凤斌.中医肝病(肝硬化)患者报告结局量表的研究及考核[D].广州: 广州中医药大学,2008: 10.

[93] 张华,刘平.中医证候量化研究的思路与方法探析[J].中国中医基础医学杂志,2009,15(8): 574 - 576.

[94] 石鹏岩.肝硬化中医生存质量量表的制定与验证[A].中华中医药学会内科分会.中华中医药学会第十三届内科肝胆病学术会议论文汇编[C].中华中医药学会内科分会,2008: 3.

[95] 陈泽奇,郭全,刘小珍,等.中医肝脏常见四证评定量表的初步研究[J].中国医学工程,2007,15(8): 660 - 664.

[96] 郭全,陈泽奇,刘小珍,等.慢性乙型肝炎肝胆湿热证评定量表的初步编制及考评[J].中国中医药信息杂志,2007,14(7): 9 - 12.

[97] 乐敏,黄杏,高月求.慢性乙型肝炎脾虚证候量表研制初探[J].上海中医药杂志,2008,42(3): 6 - 9+2.

[98] 曲淼,张明雪,何丽云.中医心系亚健康状态调查研究[J].中国中医基础医学杂志,2013,19(3): 324 - 327.

[99] 林巾孝,张明雪.冠心病(稳定性心绞痛)中医证候要素证候特征证候病机演变规律临床专家问卷的研制[J].中华中医药学刊,2008,26(5): 956 - 957.

[100] 杜雪翠.心悸(室性早搏)阴虚火旺证证候诊断量表的研究[D].济南: 山东中医药大学,2013.

[101] 戴霞,郭伟斥.老年高血压病肾气亏虚证诊断量表的信度与效度测评[J].时珍国医国

药,2010,21(9)：2324-2326.

[102] 刘伟.充血性心力衰竭中医证候量表的信度与效度评价[D].保定：河北大学,2011.

[103] 李小茜,刘伟,何建成,等.充血性心力衰竭中医证候量表的信度与效度评价[J].中医杂志,2015,56(7)：594-597.

[104] 刘国萍,王忆勤,郭睿,等.中医心系问诊采集系统初步研制及评价[J].世界科学技术-中医药现代化,2008,10(5)：16-20.

[105] 刘国萍,王忆勤,董英,等.中医心系问诊量表的研制及评价[J].中西医结合学报,2009,7(1)：20-24.

[106] 许朝霞,王忆勤,刘腾飞,等.基于隐结构模型的心血管疾病中医证候分类研究[J].中国中医药信息杂志,2012,19(3)：9-13.

[107] 许朝霞,王忆勤,颜建军,等.基于支持向量机和人工神经网络的心血管疾病中医证候分类识别研究[J].北京中医药大学学报,2011,34(8)：539-541.

[108] Ware JEJ, Sherbourne CD. The MOS 36-item short-form health survey (SF-36). I. Conceptual framework and item selection[J]. Medical Care, 1992, 30(6)：473-483.

[109] Kao CW, Friedmann E, Thomas SA. Quality of life predicts one-year survival in patients with implantable cardioverter defibrillators[J]. Qual Life Res, 2010, 19(3)：307-315.

[110] 刘江生,马琛明,涂良珍,等."中国心血管患者生活质量评定问卷"常模的测定[J].心血管康复医学杂志,2009,18(4)：305-309.

[111] 李立志,董国菊,王承龙,等."基于心血管疾病患者报告的临床疗效评价量表"的研制及统计学分析[J].中西医结合心脑血管病杂志,2008,6(7)：757-759.

[112] Spertus JA, Winder JA, Dewhurst TA, et al. Monitoring the quality of life in patients with coronary artery disease[J]. American Journal of Cardiology, 1994, 74(12)：1240-1244.

[113] Thompson DR, Watson R. Mokken scaling of the Myocardial Infarction Dimensional Assessment Scale (MIDAS)[J]. Journal of Evaluation in Clinical Practice, 2011, 17(1)：156-159.

[114] 郭兰,冯建章,李河,等.冠心病患者生存质量评定量表构建[J].岭南心血管病杂志,2003,9(4)：229-231.

[115] Badia X, àlex Roca-Cusachs, Antoni Dalfó, et al. Validation of the short form of the Spanish hypertension quality of life questionnaire (MINICHAL)[J]. Clinical Therapeutics, 2002, 24(12)：0-2154.

[116] 徐伟,王吉耀,Phillips M.老年原发性高血压患者生活质量表编制的商榷[J].实用老年医学,2000,14(5)：242-245.

[117] 杨瑞雪,潘家华,万崇华,等.高血压患者生命质表制及评价[J].中国公共卫生,2008,24(3)：266-269.

[118] Guyatt GH. Measurement of health-related quality of life in heart failure[J]. Journal of the American College of Cardiology, 1993, 22(4 Suppl A)：185A‒191A.

[119] Faller H, Thomas S, Störk S, et al. Impact of depression on quality of life assessment in heart failure[J]. International Journal of Cardiology, 2010, 142(2)：0‒137.

[120] 郭晓辰,张军平,朱亚萍,等.病毒性心肌炎患者生活质量量表的信度与效度研究[J].中华中医药杂志,2012,27(4)：857‒861.

[121] 王鸿琳.冠心病稳定型心绞痛(痰瘀互结证)疗效评价证候计分表的研制与初步考评[D].大连：辽宁中医药大学,2012.

[122] 吕美君.冠心病稳定型心绞痛(痰瘀互结证)辨证量表的研制与考评[D].大连：辽宁中医药大学,2014.

[123] 吴瑾.冠心病心绞痛多维度疗效评价量表的相关性研究[D].大连：辽宁中医药大学,2013.

[124] 陈洁.中医心系疾病PRO量表的研制[D].广州：广州中医药大学,2012.

[125] 陈洁,冼绍祥,刘凤斌.中医心系疾病PRO量表理论框架构建设想[J].新中医,2015,47(8)：3‒5.

[126] 陈洁,孙敬和,冼绍祥,等.中医心系疾病PRO量表研制及条目筛选[J].时珍国医国药,2016,27(2)：408‒411.

[127] 何庆勇,王阶,施展,等.冠心病心绞痛中医PRO疗效评价量表理论结构模型构想[J].中华中医药杂志,2010,(1)：42‒45.

[128] 朱婷,毛静远.中医特色冠心病生存质量量表的制定及考评[J].辽宁中医杂志,2008,35(6)：854‒855.

[129] 林谦,农一兵,万洁,等.慢性心力衰竭中西医结合生存质量量表的临床研究[J].中国中西医结合急救杂志,2008,15(3)：131‒134.

[130] 安海红.心系病证量表的初步编制及考评[D].福州：福建中医药大学,2016.

[131] 赵利.冠心病痰热证中医四诊信息量表研制与应用研究[D].北京：北京中医药大学,2016.

[132] 吕映华,何迎春,杨娟,等.冠心病心绞痛(气虚血瘀证)症状疗效评分量表的研究[J].中国临床药理学与治疗学,2008,13(7)：796‒791.

[133] 高鹏.急性心肌梗死中医临床疗效评价生命质量量表的开发[D].北京：北京中医药大学,2014.

[134] 郭全,陈泽奇,刘小珍,等.原发性高血压肝阳上亢证评定量表的初步编制及考评[J].中国临床康复,2006,10(43)：20‒23.

[135] 刘国萍,邓峰,夏春明,等.基于隐结构的中医脾系问诊信息客观化分析[J].中医杂志,2011,52(16)：1372‒1375.

[136] 刘凤斌,王维琼.中医脾胃系疾病PRO量表理论结构模型的构建思路[J].广州中医

药大学学报,2008,25(1):12-14.

[137] 金燕,刘国萍,戴甜.慢性胃炎中医证候规范化及四诊客观化研究[J].辽宁中医杂志,2011,38(5):1009-1011.

[138] 刘泉.粗糙集在脾胃系疾病中医辨证中的应用研究[D].武汉:湖北中医学院,2008.

[139] 钟颖.面向中医胃病诊疗的数据挖掘技术[D].南京:南京理工大学,2008.

[140] 苑琳琳.中医脾胃系疾病辨证诊断若干关键技术研究[D].杭州:浙江理工大学,2013.

[141] 张俊颖,周天驰,刘国萍,等.中医自制量表(问卷)的研究及应用概况[J].上海中医药大学学报,2013,27(5):102-105.

[142] 侯政昆.基于计算机自适应测试的胃痞患者报告结局量表研制[D].广州:广州中医药大学,2012.

[143] 侯政昆,刘凤斌,陈新林,等.基于条目反应理论、计算机自适应测试及数据模拟的胃痞患者报告结局量表简短版的研制与评价[J].中国中西医结合杂志,2015,35(7):806-815.

[144] 曹月红.多维项目反应理论框架下功能性消化不良中医辨证量表研究[D].广州:广州中医药大学,2015.

[145] 刘凤斌,金永星,吴宇航.功能性消化不良生存质量量表(FDDQL)中文版再考核[A].中华中医药学会脾胃病分会.中华中医药学会脾胃病分会第二十三次全国脾胃病学术交流会论文汇编[C].中华中医药学会脾胃病分会:中华中医药学会,2011:171-172.

[146] 罗迪,刘凤斌.功能性消化不良(餐后不适综合征,胃痞病)医生报告结局量表的科学性考评[J].世界中西医结合杂志,2015,10(4):522-525.

[147] 刘凤斌,梁炳君.脾胃系疾病患者报告结局量表之肠易激综合征子量表的研制与条目筛选[J].中国中西医结合消化杂志,2012,20(11):481-484.

[148] 官坤祥,吴文江,周福生.肠易激综合征中医证候量表的建立与评价[J].吉林中医药,2004,24(8):6-8.

[149] 王珮珊.肠易激综合征(IBS)中医辨证分型规律的研究[D].南京:南京中医药大学,2008.

[150] 梁颖瑜,刘凤斌,侯政昆,等.不同证型腹泻型肠易激综合征患者生存质量评价分析[J].广州中医药大学学报,2013,30(4):445-449.

[151] 唐旭东,王萍,刘保延,等.基于慢性胃肠疾病患者报告临床结局测量量表的编制及信度、效度分析[J].中医杂志,2009,50(1):27-29.

[152] 王萍,唐旭东,刘保延,等.基于慢性胃肠疾病患者报告临床结局测量量表条目筛选[J].中西医结合学报,2012,10(10):1092-1098.

[153] 王维琼.中医脾胃系疾病PRO量表的研制和考核[D].广州:广州中医药大学,2007.

[154] 刘凤斌,王维琼,陈新林.脾胃系疾病PRO量表的计量心理学特性考核[J].广州中医药大学学报,2012,29(1):82-87.

[155] 刘国萍,王忆勤,董英,等.基于探索性因子分析的脾系疾病问诊症状分布及证候要素初探[J].上海中医药大学学报,2012,26(2):32-35.

[156] 刘凤斌,方积乾,潘志恒,等.用于电脑专家诊断系统的脾胃病辨证量表的研制[J].中山医科大学学报,2000,S1:112-115.

[157] 刘凤斌,郝元涛,方积乾,等.用于电脑专家诊断系统的脾胃病辨证量表的考核[A].中国中西医结合学会消化系统疾病专业委员会.中国中西医结合学会第十三次全国消化系统疾病学术研讨会论文汇编[C].中国中西医结合学会消化系统疾病专业委员会:中国中西医结合学会,2001:294.

[158] 李晓.便秘患者报告结局量表的研制及心理测量学考评[D].广州:广州中医药大学,2014.

[159] 郭荣,丁义江,张建淮.慢性功能性便秘诊断和中医证型的量化研究[J].中华中医药学刊,2011,29(12):2817-2819.

[160] 刘国萍,王忆勤.问卷(量表)在中医药领域中的应用现状[J].上海中医药杂志,2007,41(10):87-89.

[161] 吴圣贤,方素钦,王映辉,等.中医肝郁脾虚证症状分布和特征专家问卷调查研究[J].北京中医药大学学报,2007,30(12):854-856.

[162] 李保良,张琪,费建平,等.基于专家问卷调查"思伤脾"状态中医证候特征[J].辽宁中医杂志,2012,39(9):1679-1681.

[163] 王一,黎敬波,邱俊.胃癌中医辨证调查量表研制方法初探[J].河南中医,2014,34(8):1571-1572.

[164] 朱诗乒,裘生梁.中医证候量表的研制进展[J].中外医疗,2012,31(9):182-183.

[165] 张法荣,赵平,彭伟.中医量表研究进展[J].中医药学刊,2005,23(10):1812-1815.

[166] 赵斐然,周天驰,刘国萍,等.量表(问卷)信度、效度评价在我国医学领域的应用与展望[J].中华中医药杂志,2014,29(7):2280-2283.

[167] 孙蓉蓉,过伟峰,李婷婷.中医证候量表研制方法学研究进展[J].吉林中医药,2013,33(2):212-214.

[168] 张旻,金先桥,陈文华.支气管哮喘患者的生存质量评定[J].现代康复,2001,5(10):64-65,67.

[169] 李凡,蔡映云,王蓓玲.5分制成人哮喘生存质量评分表的检验[J].现代康复,2001,12(5):7-9.

[170] 张静波,计焱焱.支气管哮喘患者抗炎治疗前后生存质量的变化[J].中国临床药理学与治疗学,2000,5(3):231-234.

[171] 林莉.吸入丁地去炎松对哮喘患者生存质量改善观察[J].现代康复,2001,5(6):93.

[172] 邓星奇,廖晓寰,周亚刚.白三烯受体拮抗剂对哮喘患者生存质量与气道炎症的作用[J].中国临床康复,2002,6(17):2528-2529.

[173] 李志平,彭丽红,钟韵.支气管哮喘患者抑郁情绪的出现及其影响因素[J].中国康复,

2007,22(1)：21-22.

[174] 侯庆宝,侯敬超,姜文航,等.一侧全肺切除术后肺癌患者生命质量及影响因素分析[J].临床肺科杂志,2008,13(5)：590-591.

[175] 张玉芝,梁霞.肺结核患者睡眠状况调查分析[J].临床误诊治,2007,20(11)：86-87.

[176] 任彦微,徐慧,宋小东.70例肺结核患者心理特征分析[J].中国防痨杂志,2006,28(3)：133-135.

[177] 程剑.发肺结核患者身心状态对生活质量的影响[J].中国基层医药,2006,13(6)：1012-1013.

[178] 徐琦,温文沛,梁国添.肺结核患者健康行为量表初步编制及应用[J].实用医学杂志,2010,26(15)：2755-2758.

[179] 方宗君,蔡映云,王丽华,等.慢性阻塞性肺疾病患者生存质量测评表及应用[J].现代康复,2001,5(4)：7-13.

[180] 万崇华,李晓梅,赵旭东.慢性病患者生命质量测定量表体系研究[J].中国行为医学科学,2005,14(12)：1130-1131.

[181] 杨峥,李晓梅,赵之焕.慢性阻塞性肺疾病患者生命质量测定量表的研制与考评[J].中国全科医学,2007,10(13)：1080-1084.

[182] 徐应军,陈志远,于立群,等.接受肺灌洗的尘肺患者的生存质量及影响因素——尘肺病生存质量专用量表的应用[J].中国煤炭工业医学杂志,2014,17(10)：1646-1649.

[183] 唐华平,韩伟,李双保,等.临床量表在急性肺血栓栓塞症诊断中的应用[J].中国呼吸与危重监护杂志,2007,6(5)：364-368.

[184] 潘瑞丽,陈钦洁,郭爱敏.特发性肺纤维化患者生活质量特异性量表的汉化及信度效度的初步验证[J].中国护理管理,2013,13(10)：52-55.

[185] 唐斌擎,张天嵩,黄海茵,等.基于数据挖掘技术建立的儿童肺炎中医辨证规范量表的信度和效度研究[J].中国循证儿科杂志,2010,5(1)：15-24.

[186] 章天寿,彭波,刘志刚,等.肺气虚证患者情绪障碍调查分析[J].中国中医药信息杂志,2012,19(10)：13-17.

[187] 唐斌擎,张天嵩,黄海茵,等.基于顽固性感冒后咳嗽患者报告的中医证候临床结局量表的构建[J].上海中医药杂志,2012,46(4)：13-15.

[188] 聂莉芳,于大君,余仁欢,等.308例IgA肾病中医证候分布多中心前瞻性研究[A].第四届国际中西医结合肾脏病学术会议论文汇编[C].中国中西医结合学会肾脏病委员会,2006：190-191.

[189] 牟新,周旦阳,赵进喜.糖尿病肾病中医证候量表的研制方法探讨[J].中华中医药杂志,2007,22(12)：787-788.

[190] 牟新,赵进喜,刘文洪,等.糖尿病肾病中医证候量表的条目初筛[J].中国中西医结合肾病杂志,2011,12(1)：47-49.

[191] 郑柳涛,李平.糖尿病肾病中医证候问卷的设计思路[A].中国中西医结合学会肾脏

病专业委员会 2011 年学术年会暨 2011 年国际中西医结合肾脏病学术会议论文汇编[C].中国中西医结合学会肾脏病委员会,2008:91-92.

[192] 邓燕青,徐涛,祖丽安,等.肾移植后患者生活质量评分专用量表的制订及相关因素分析[J].护理学杂志,2006,21(24):7-10.

[193] 常静.糖尿病肾病慢性肾衰竭中医证候学研究[D].北京:北京中医药大学,2011.

[194] 陶睿,邓跃毅,陈万佳,等.209 例 IgA 肾病患者中医证候分析及与临床指标相关性研究[J].中国中西医结合肾病杂志,2011,21(11):982-987.

[195] 王怡,王振华,张小鹿.常染色体显性遗传型多囊肾病中医证候特点分析[A].中国中西医结合学会肾脏病专业委员会 2011 年学术年会暨 2011 年国际中西医结合肾脏病学术会议论文汇编[C].中国中西医结合学会肾脏病委员会,2008:115-116.

[196] 郑柳涛,李平.糖尿病肾病中医证候与理化指标的相关性研究[A].中华中医药学会第二十一届全国中医肾病学术会议论文汇编(下)[C].中国中西医结合学会肾脏病委员会,2011:680-683.

[197] 吴秀玲.IgA 肾病中医体质特点临床研究[D].北京:北京中医药大学,2012.

[198] 王元,邓跃毅.107 例痛风性肾病患者的中医证候分析[J].中国中西医结合肾病杂志,2014,15(6):509-512.

[199] 张鹏,彭国平,崔金涛,等.彩色多普勒对糖尿病肾病中医证候诊断量化及量表初制的临床研究[J].时珍国医国药,2016,27(2):484-486.

[200] 任榕娜,陈新民,林茂英,等.肾病综合症长期住院患儿的个性分析[J].健康心理学杂志,2001,9(5):377-378.

[201] 吴小川,易著文,刘哲宁,等.肾病综合征急性肾炎患儿及家长心理卫生状况初步研究[J].中国当代儿科杂志,2001,3(2):144-147.

[202] 赵玉环,李春旭.慢性肾功能衰竭患者血液透析后的心理状况调查[J].中国全科医学,2002,5(2):134.

[203] 彭新海,李秀梅,王春梅.POMS 量表测评血透对患者情绪状态的影响[J].实用医学杂志,2005,21(3):267-268.

[204] 钟鸿斌,黄硕,刘桂康,等.IgA 肾病患者抑郁症状的临床特点及相关因素分析[J].实用全科医学,2007,5(3):218-219.

[205] 张丽芬,吕仁和,赵进喜,等.中医辨证治疗方案对糖尿病肾病肾功能不全患者生存质量的影响——多中心临床研究[J].中医杂志,2008,49(2):119-122.

[206] 宋慧敏,沙琳.肾病综合征中医综合护理效果观察[J].新中医,2016,48(4):252-254.

[207] 许曼音.糖尿病学[M].2 版.上海:上海科学技术出版社,2010:369.

[208] 倪琳琳,徐云生.基于中医证候要素的消渴目病患者报告结局量表条目池设置及考评[J].中国全科医学,2017,20(7):874-885.

[209] 姜小帆,曾进,段俊国.糖尿病性视网膜病变中医证素评定量表的编制策略及条目筛

选[J].中华中医药学刊,2013,31(1)：24 - 27.

[210] 周迪夷,赵进喜,牟新,等.基于"症"的2型糖尿病中医证候聚类分析[J].中华中医药杂志,2012,27(12)：3121 - 3124.

[211] 刘文君,徐丽梅,马建伟,等.糖尿病足的中医症候研究[J].中国中医药现代远程教育,2012,10(7)：22 - 24.

[212] 陆逸莹,刘欣燕,陈卉,等.2型糖尿病患者的情绪障碍与中医体质研究323例[J].中国中医药现代远程教育,2016,14(2)：32 - 34.

[213] 王琦.9种基本中医体质类型的分类及其诊断表述依据[J].北京中医药大学学报,2005,28(4)：1 - 9.

[214] 中华中医药学会.中医体质分类与判定[M].北京：中国中医药出版社,2009：1 - 7.

[215] 李军,朱燕,陈云山,等.302例昆明地区2型糖尿病患者的中医体质分布规律研究[J].中医研究,2016,29(1)：11 - 13.

[216] 金硕果,梁静涛,杨旭红,等.补肾活血开窍方治疗糖尿病所致血管性轻度认知功能障碍30例临床研究[J].世界科学技术-中医药现代化,2013,15(5)：1051 - 1055.

[217] 陆群英,李坚,梁增益,等.益气活血通脉汤对糖尿病周围神经病变患者生活质量的影响[J].中医临床研究,2014,6(36)：68 - 70.

[218] 刘奕,潘明政.2型糖尿病患者生存质量、焦虑情绪与中医证型关系的分析[J].北京中医药,2012,31(5)：326 - 329.

[219] 方积乾.生存质量测定方法及应用[M].北京：北京医科大学出版社,2000,4(8)：79 - 92.

[220] Zung WW. A rating instrument for anxiety disorders[J]. Psychosom, 1971, 12(6)：371 - 379.

[221] 杨海燕,金艳蓉,李军,等.2型糖尿病患者生存质量与中医证候相关性研究[J].世界中西医结合杂志,2014,9(7)：732 - 735.

[222] 刘求红,王亮生,张细芝,等.消渴目病生存质量与中医证型关系的初步研究[J].黑龙江中医药,2008,(5)：11 - 13.

[223] 周静,高晟,吴深涛.应用量表积分评价糖尿病周围血管病变中医证候规律的研究[J].天津中医药,2015,32(9)：526 - 529.

[224] 张新宇,罗晓红,孟宪栋,等.糖尿病控制状况评价量表在老年患者中的应用[J].实用老年医学,2005,19(5)：268 - 269.

[225] 廖萌芽,张先庚,张泽菊,等.2型糖尿病病人生存质量评估量表研究进展[J].护理研究,2015,15(2)：139 - 140+141.

[226] 李冬美,马爱霞,李洪超.我国糖尿病特异性生存质量量表研究系统评价[J].中国药物经济学,2011,12(2)：45 - 52.

[227] 刘妍,陈文静,陈文强,等.2型糖尿病轻度认知障碍中医证型与认知功能关系初探[J].北京中医药,2016,35(5)：415 - 418.

[228] 许贤豪,彭丹涛.神经心理量表检测指南[M].北京:中国协和医科大学出版社,2007.

[229] 周岱翰主编.中医肿瘤学[M].北京:中国中医药出版社,2015:1.

[230] 赵彩霞.中医中药在肿瘤治疗中的应用[J].广东微量元素科学,2016,23(3):41-43.

[231] 杨冉,夏黎明.恶性肿瘤的中医证候量化研究进展[J].中国民族民间医药,2015,24(18):34-36.

[232] 解婧,李睿,等.恶性肿瘤患者癌因性疲乏的质性研究[J].中国肿瘤,2010,19(3):171-174.

[233] 吉兆奕,徐咏梅.癌症相关性疲乏患者疲劳特征与中医辨证的临床研究[J].癌症进展,2011,9(1):107-112+101.

[234] 曹欣.肿瘤患者失眠特征与中医的临床研究[D].北京:北京中医药大学,2010.

[235] 郑坚,朱莹杰,朱晓虹,等.恶性肿瘤者抑郁情绪与中医证型关系研究[J].辽宁中医杂志,2007,34(10):1353-1354.

[236] 李丹.肿瘤患者抑郁焦虑的发生及影响因素研究[D].河北:河北医科大学,2015.

[237] 董苗.癌性疼痛规范化治疗的临床应用研究进展[J].人人健康,2016,6:243.

[238] 贾晓燕,蒂艳荣,黄鹤鑫.肿瘤患者疼痛评估量表绘制临床应用研究[J].现代中西医结合杂,2009,18(18):2158-2159.

[239] 姜晶,姜兴力,栾丽红.中西医结合治疗癌性疼痛的护理措施[J].中国医药指南,2013,11(36):261-262.

[240] 马科,马玲,施志明.原发性支气管肺癌中医证型规范化研究[J].辽宁中医杂志,2007,34(4):421-422.

[241] 蒋景曦.中晚期原发性肺癌阴虚证证候特征探究[D].北京:北京中医药大学,2014.

[242] 田水林.原发性肝癌中医证型回顾性研究[D].湖北:湖北中医药大学,2010.

[243] 任娟,岳小强,翟笑枫.肝癌患者中医自报告量表理论模型的建立[J].中医学报,2013,28(2):167-169.

[244] 任娟,翟笑枫.原发性肝癌患者报告临床结局中医评价量表初步研究[J].中西医结合肝病杂志,2015,25(1):21-23.

[245] 王一.基于量表的胃癌证候构成规律研究[D].广州:广州中医药大学,2014.

[246] 张红凯,李福凤.大肠癌的中医证候规范化研究进展[J].中华中医药学刊,2014,32(10):2351-2353.

[247] 屠德敬,赵海燕.287例大肠癌患者中医症状分布研究[J].浙江中西医结合杂志,2011,21(6):438-439.

[248] 林胜友,沈敏鹤.780例大肠癌中医证候与生存期的相关性分析[J].中医杂志,2012,53(5):410-412.

[249] 王晓戎,袁孝兵.大肠癌中医证候分布临床调查研究[J].长春中医药大学学报,2011,27(3):377-379.

[250] 范小华,王浩.结直肠癌术后患者中医生存质量量表的研制及条目筛选[J].中国中西

医结合杂志,2013,33(3)：307－313.

[251] 徐炜.乳腺癌中西医病因病机研究及辨证治疗进展[J].中国现代医生,2016,54(5)：162－164＋168.

[252] 高洁琼,王俊涛.乳腺癌骨转移的中医药治疗研究进展[J].中医药通报,2016,15(1)：69－71.

[253] 孙烨,李朋娟.乳腺癌中医临床表型量表的初步研制[J].中医杂志,2016,57(9)：743－746.

[254] 王辉,杜欣颖.乳腺癌血瘀证量化诊断标准的制定及判别过程的自动化实现[J].北京中医药,2012,31(7)：483－486.

[255] 吴心力,高雅静.三阴乳腺癌的证型分布规律探讨[J].国际中医中药杂志,2013,35(1)：11－14.

[256] 钟涛.基于复杂系统方法的慢性胃炎中医问诊证候建模研究[D].上海：华东理工大学,2014.

[257] 郑舞,刘国萍,朱文华,等.中医脾系问诊信息采集系统研制与评价[J].中国中医药信息杂志,2013,20(11)：19－21.

[258] 王文武.计算机中医问诊系统的开发与研究[C].第二次全国中西医结合诊断学术研讨会论文集,2008：4.

[259] 梁建庆.中医网络化问诊数据系统的构建[C].第九次全国中西医结合诊断学术研讨会论文集,2015：3.

[260] 曹静.基于复杂网络的推荐算法在中医辅助问诊中的应用研究[D].镇江：江苏大学,2018.

[261] 肖赛.中医多诊信息采集系统的设计与实现[D].武汉：华中科技大学,2018.

[262] 张红凯,胡洋洋,张伟妃,等.基于舌、面、问诊数字信息的"云中医"移动健康管理平台的建立[J].中国中医药科技,2018,25(2)：151－154.

[263] 刘媛,赵鹏程,陆小左.中医个性化养生指导系统的设计与实现[J].电脑知识与技术,2017,13(20)：94－96.

[264] 任国城.互联网在线中医医疗系统的设计与实现[D].北京：北京交通大学,2017.

[265] 孙琦,李新霞,武建,等.TCMI智能中诊平台的设计与开发[J].医学信息,2018,31(7)：7－9.

[266] 罗瑞静,何建成.基于中医智能化问诊系统的皮肤病中医证候临床流行病学调查智能化系统的开发思路[J].时珍国医国药,2016,27(7)：1781－1782.

[267] 丁宏娟.计算机中医问诊系统的临床验证研究[C].中国中西医结合学会诊断专业委员会2009年会论文集,2009：3.

[268] 王忆勤.中医诊断学[M].北京：高等教育出版社,2016：149.

[269] 张丽新,王家钦,赵雁南,等.机器学习中的特征选择[J].计算机科学 2004,31(11)：182－186.

［270］邹蔚萌.民航飞行疲劳中医证候特征的研究［D］.北京：北京中医药大学,2013.

［271］孙继佳,苏式兵,陆奕宇,等.基于粗糙集与支持向量机的中医辨证数据挖掘方法研究［J］.数理医药学杂志,2010,23（3）：261 - 265.

［272］桑秀丽,李哲,肖汉杰,等.肿瘤病理类型绿色诊断方法研究——基于变精度粗糙集理论与贝叶斯网络［J］.统计与信息论坛,2015,30（4）：71 - 77.

［273］徐玮斐,顾巍杰,刘国萍,等.基于有向有环图的慢性胃炎中医虚证症状选择及证候模型构建［J］.中华中医药杂志,2016,31（11）：4491 - 4494.

［274］陈亚楠,张守宾,朱习军.中医病案数据挖掘系统设计与实现［J］.自动化与仪器仪表,2016,（11）：238 - 240.

［275］肖光磊.名老中医经验传承中的数据挖掘技术研究［D］.南京：南京理工大学,2008.

［276］张丽伟,段禅伦,熊志伟,等.朴素贝叶斯方法在中医证候分类识别中的应用研究［J］.内蒙古大学学报（自然科学版）,2007,38（5）：568 - 571.

［277］崔宇佳,张一迪,王培志,等.基于多评价标准融合的医疗数据特征选择算法［J］.复旦学报（自然科学版）,2019,58（2）：250 - 255＋268.

［278］章轶立,魏戍,聂佩芸,等.基于 Group Lasso 的 Logistic 回归模型构建绝经后骨质疏松性骨折初发风险评估工具［J］.中国骨质疏松杂志,2018,24（8）：994 - 999＋1028.

［279］钟颖,胡雪蕾,陆建峰.基于关联规则和决策树的中医胃炎诊断分析［J］.中国中医药信息杂志,2008,15（8）：97 - 99.

［280］张宇龙,刘强,高颖,等.贡献度与证候特征选择［J］.辽宁中医杂志,2008,35（3）：354 - 355.

［281］朱文锋,晏峻峰,黄碧群.贝叶斯网络在中医证素辨证体系中的应用［J］.中西医结合学报,2006,4（6）：567 - 571.

［282］Michalak K, Kwasnicka H. Correlation based feature selection method［M］. Johor Bahru: Inderscience Publishers, 2010, 2: 319 - 332.

［283］Saeys Y, Inza I, Larrañaga P. A review of feature selection techniques in bioinformatics［J］. Bioinformatics (Oxford, England), 2007, 23(19): 2507 - 2517.

［284］汪文勇,刘川,赵强,等.直接验证的封装式特征选择方法［J］.电子科技大学学报,2016,45（4）：607 - 615.

［285］Guyon I, Elisseeff, André. An introduction to variable and feature selection［J］. Journal of Machine Learning Research, 2003, 3(6): 1157 - 1182.

［286］邵欢,李国正,刘国萍,等.多标记中医问诊数据的症状选择［J］.中国科学：信息科学,2011,41（11）：1372 - 1387.

［287］吉华星,刘彦培,刘恩顺.基于主成分分析急性呼吸窘迫综合征疗效评价中医证候指标之遴选［J］.时珍国医国药,2019,30（5）：1253 - 1256.

［288］刘瑜,符思,张喆.基于主成分分析和因子分析法的功能性腹胀证候特征研究［J］.中华中医药杂志,2017,32（8）：3487 - 3493.

[289] 李毅,刘艳,寇小妮,等.乙肝后肝硬化中医症状学主成分分析[J].中医药导报,2012, 18(4):1-4.

[290] 周志华.机器学习与数据挖掘[M].北京:电子工业出版社,2004:30-32.

[291] 杨虎,刘琼荪,钟波.数理统计[M].北京:高等教育出版社,2004:10.

[292] 张明雪,李京,李涵,等.冠心病合并高血压的中医证候演变规律研究[J].中医杂志, 2016,57(11):953-956.

[293] 翟笑枫,顾瞻,陈喆,等.599例原发性肝癌患者中医证候分布规律研究[J].中医杂志, 2016,57(12):1053-1056.

[294] 黄琳,容超,何怀阳.顽固性心力衰竭中医证候调查分析[J].时珍国医国药,2016, 27(9):2189-2191.

[295] 王养忠,柳红芳,张先慧,等.基于聚类分析及主成分分析的糖尿病肾病中医四诊信息 特征临床研究[J].中华中医药杂志,2016,31(4):1416-1419.

[296] 王庆高,蕈裕旺,卢健棋.基于聚类分析的高血压中医证型研究[J].中西医结合心脑 血管病杂志,2016,14(17):1975-1977.

[297] 苏泽琦,张雨珊,张文君,等.基于因子分析优化方案及复杂系统熵聚类的慢性萎缩性 胃炎证候分类研究[J].中华中医药杂志,2016,31(5):1836-1839.

[298] 张世君,齐冬梅,李运伦,等.基于因子分析和聚类分析的正常高值血压人群中医证候 研究[J].中医杂志,2016,57(20):1759-1763.

[299] 孙大志,修丽娟,施俊,等.胃癌中医证候多元分析[J].中国中医药信息杂志,2016, 23(10):16-20.

[300] 陈明,万廷信,戴恩来,等.基于因子分析与聚类分析的IgA肾病中医证候分类研究 [J].北京中医药大学学报,2016,37(2):135-140.

[301] 范明,范宏建.数据挖掘导论[M].北京:人民邮电出版社,2014:2,92,150.

[302] 赵铁牛,杨晓南,王惠君,等.决策树原理应用于中医证候学研究[J].天津中医药, 2012,29(6):620-623.

[303] 钟颖,胡雪蕾,陆建峰,等.基于关联规则和决策树的中医胃炎诊断分析[J].中国中医 药信息杂志,2008,15(8):97-99.

[304] 李鲁宁,赵德平.基于ID3算法100例中医胃炎实验数据分类挖掘研究[J].辽宁中医 药大学学报,2012,14(10):188-189.

[305] 徐蕾,贺佳,孟虹,等.基于信息熵的决策树在慢性胃炎中医辨证中的应[J].中国卫生 统计,2004,21(6):329-331.

[306] 陈潇雨,马利庄.决策树分析在中医智能诊断中的应用现状及思考[J].上海中医药大 学学报,2012,26(4):107-109.

[307] 刘广,吴磊.基于关联规则的中医胃炎诊疗与处方间的挖掘研究[J].江苏中医药, 2011,43(11):72-74.

[308] 李玲,周学平,李国春.运用数据挖掘技术探讨周仲瑛教授诊疗风湿性关节炎经验

[J].中国中西医结合杂志,2013,33(12)：1705-1707.

[309] 陈建军,高玉斌.引入影响度的关联规则衡量标准[J].计算机工程与应用,2009,
45(8)：141-142,177.

[310] 赵铁牛,于春泉,王惠君,等.人工神经网络在中医证候学中的应用初探[J].中华中医
药杂志,2014,29(3)：831-833.

[311] 李建生,胡金亮,王永炎.基于2型糖尿病数据挖掘的中医证候诊断标准模型建立研
究[J].中国中医基础医学杂志,2008,14(5)：367-370.

[312] 李亚,胡金亮,李素云,等.基于数据挖掘的弥漫性肺间质疾病中医证候诊断模型建立
研究[J].辽宁中医杂志,2010,37(12)：2333-2335.

[313] 孙贵香,姚欣艳,袁肇凯,等.基于MATLAB的冠心病中医证候BP神经网络实现
[J].中华中医药学刊,2011,29(8)：1774-1776.

[314] 杨勇,丁曙晴,杨光,等.功能性便秘中医证候的判别分析[J].广州中医药大学学报,
2015,32(2)：189-193.

[315] 章浩伟,孙洋洋,刘颖,等.基于Fisher判别分析的多囊卵巢综合征中医证候分布规
律[J].北京生物医学工程,2017,36(1)：82-86.

[316] 周福生,赵立凝.结构方程模型探讨慢性萎缩性胃炎证候分型规律[J].中医药学刊,
2006,24(12)：2178-2179.

[317] 许朝霞,王忆勤,颜建军.贝叶斯网络在中医辨证研究中的应用[J].上海中医药大学
学报,2009,23(2)：77-79.

[318] 徐琘,许朝霞,许文杰,等.基于贝叶斯网络原理的835例冠心病病例中医证候分类研
究[J].上海中医药杂志,2014,48(1)：10-13.

[319] 王学伟,瞿海斌,王阶.一种基于数据挖掘的中医定量诊断方法[J].北京中医药大学
学报,2005,28(1)：4-7.

[320] 徐琘,王忆勤,邓峰,等.基于SVM的中医心系证候分类研究[J].世界科学技术-中医
药现代化·中医研究,2010,12(5)：713-717.

第四章

中医问诊临床应用研究

基于问诊的临床研究,多参考"十问歌"进行,以借鉴量表的方法收集临床患者的症状信息,并进行统计分析而获得。主要围绕亚健康、不同系统疾病,以及与西医检测指标的关联等方面开展,为临床不同疾病的诊治和研究提供了有益的参考和依据。

一、亚健康人群问诊症状特征研究

疲劳是评估人体健康与否的重要指标,是揭示未病、前病,潜病,微病、不显病和亚健康的最简单性概念。亚健康常表现为心悸、胸闷、气短、神疲、烦躁、失眠等一系列心系症状[1]。曲淼[2]对 1 332 份亚健康人群调查数据进行分析,表明烦躁、健忘、疲乏、头脑昏沉、眼睛不适、心慌、气短为亚健康人群主要心系症状,怕冷、多梦、早醒、夜里醒来、胸闷、容易出汗、难以入睡为次要心系症状;不同性别中,男性出现疲乏、口腔溃疡、容易出汗症状的比例高于女性,女性出现心慌、气短、胸闷、多梦、怕冷症状的比例高于男性;从不同证型来看,心气虚、心阳虚证候常出现气短、胸闷、心慌,心脾两虚证候则出现夜里醒来、早醒、难以入睡等与睡眠相关的一组症状群,心脾气血两虚证候常出现疲乏、头脑昏沉、烦躁、健忘等症状。

李静华等[3]随机选取 200 人经 56 种疲劳症状问诊及疲劳检测,有疲劳主诉或同时有疲劳症状表现者共 149 人,占全部受检者 74.5%。其中疲劳症状词语表示最多者为疲劳、疲乏、疲倦、困倦、懒倦、烦倦、倦怠、倦乏、少力、无力、乏力、力不足、乏累、软弱及各种酸痛症状。

目前国内外学者运用问卷量表对亚健康状态进行了大量的研究,从生理、心理和社会健康等方面筛选指标,以构成量表的形式评价亚健康状态,探寻亚健康人群的问诊症状特征。也有学者引进较为成熟的健康测量量表对亚健康状态进行诊断和评价,从而能比较全面、准确地反映亚健康状态的内涵。上述研究主要从不同的人群、地区展开。

（一）大学生亚健康人群问诊症状分析

大学生是特殊群体,是未来建设国家的重要群体,他们的健康关系到祖国的发展,因此引起了众多研究者的关注,其中多从问诊量表着手,观察大学生亚健康人群的问诊症状,更能准确地评价亚健康状态。

徐长青等[4]采用集体问卷测试的方法,对 500 名在校大学生进行健康状态调查,以自愿原则选取 120 名亚健康状态大学生,对睡眠、疲劳、皮肤、躯体不适、消化功能、小便、负性情绪、正性情绪、能力、社会关系 10 个问诊症状进行了评价,认为辨证施灸可明显提高大学生的生活质量。左燕等[5]采用问卷调查的方法,对吉首大学普通学生亚健康状况进行调查,发现大学生情绪低落、孤独悲观、厌烦、身心疲惫,易产生亚健康症状。郑雪婷等[6]对 2015 年东莞市大学生亚健康现状及影响因素进行分析,发现熬夜频繁、经济困难、身边朋友影响是导致东莞市大学生心理亚健康的重要因素。其中熬夜造成的睡眠严重不足是导致疲劳的主要原因,引起记忆力下降、头晕头痛等症状。这些症状也是亚健康大学生的主要表现。李白坤等[7]以安徽中医药大学低年级学生为研究对象,发现亚健康学生中,出现率居前的问诊症状依次是感觉疲劳、专注力低、记忆力差、眼睛干涩、不安全感、容易出汗、眼睛酸胀感、精力不充沛、学习困难感。认为随着互联网、智能手机和网络教学等的快速发展与普及,大学生作息不规律、现实人际交往淡化、体力活动少等现象日益多见。说明大学生的健康问题随着时代的发展,也发生着变化。于冰琰等[8]运用中华中医药学会颁布的中医体质量表及课题组编制的亚健康自评量表分析亚健康状态与中医气虚质的关系与体质特征,研究发现气虚质的亚健康大学生分布女生明显高于男生,亚健康大学生气虚体质的症状表现,除气虚质本身的症状,如容易疲劳、喜静懒言、易打喷嚏、易头晕、易失眠等外,还兼夹了血瘀、气郁、痰湿等症状。这些发现与中医因时因地制宜、中医体质环境制约论等理论相符。

（二）医务人员亚健康人群问诊症状分析

医务人员肩负救死扶伤的重任,在工作中承受着巨大的压力,其身体状况直接影响到自身的工作和生活质量,医务人员需要高度集中的注意力、缜密的思维、良好的耐心和高度的责任感,工作时间长,劳动强度密集,在体力和精力上往往比其他职业人群承受了更大的压力,医务人员的健康状况不容忽视,因此众多学者关注医务工作者的健康状态。这些研究也进一步为确定亚健康状况的干预措施与健康管理措施提供了参考。

陈丽等[9]探讨上海市闵行区医务人员亚健康状况及影响因素,发现究其原因可能是医务人员作为特殊的职业群体,专业技术性强,工作负荷重,问诊症状中与长期工作压力大、作息时间不规律有关,从而影响睡眠及饮食规律,导致生理亚健康的发生。辛丽雅等[10]对无锡市3所三级甲等医院180名手术室医护人员进行问卷调查,发现情绪不稳定、易怒、失眠或睡眠质量差、易疲乏、肌肉酸痛、头晕眼花、易感冒、精力不集中、食欲不振或消化不良、心悸心慌、脱发明显、经常咳嗽等是其主要问诊特征。蒙世佼等[11]采用亚健康状态评价问卷(SHSQ-25)、哥本哈根社会心理问卷(COPSOQ)、生活压力量表(FSS)、简易应对方式问卷(SCSQ)及领悟社会支持量表(PSSS)作为研究工具,进行亚健康状态的调查。其中问诊症状的调查包括疲劳症状、心血管症状、胃肠道症状、免疫力症状及精神症状。结果显示,在40岁及以上医务人员中慢性病患病率高达56.09%,亚健康率为14.30%,40～45岁的医务人员亚健康检出率最高(20.00%)。

此外,还有学者如张学成[12]对我国台湾地区亚健康人群的中医证候情况及相关健康状况进行调查和描述,发现排在前10位的症状依次是身体疲劳、急躁易怒、食欲不振、脘腹不适、注意力不能集中、心烦意乱、家庭关系不和谐、人际交往频率减低、人际关系紧张、情绪低落,伴随症状较多的是烦躁易怒、多梦、胁胀、多虑、虚烦难寐、食欲减退、健忘、身重、脱发、头晕、面色萎黄、神疲等。临床症状男、女有部分差异,其中身体疲劳、脘腹不适、反应迟钝症状女性比例高于男性;注意力不能集中男性比例高于女性,经比较有统计学意义。由常见症状可知,亚健康状态与脾、肝两脏关系比较密切。

还有学者对亚健康问诊症状与不同疾病问诊症状进行比较。刘文兰等[13]探讨亚健康状态及慢性乙型肝炎肝肾阴虚证问诊症状的异同,发现亚健康状态肝肾阴虚证不同于慢性乙肝肝肾阴虚证的主要症状有腰酸痛、目痒、目痛、心悸、嗜睡、胸闷、便秘、排便不爽等。慢性乙肝肝肾阴虚证不同于亚健康状态肝肾阴虚证的主要症状有小便黄、腰膝酸软、疲乏、口咽干燥、烦躁易怒、口苦、下肢痿软、盗汗、食量减少、两胁隐痛、视物模糊、呃逆、时睡时醒、畏寒、食欲减退、头沉、手足麻木、五心烦热、忧郁、四肢麻木、厌油腻、头汗多等。

以上学者通过对中医问诊追本求源的研究,并结合临床实践,从中医问诊的全过程分析亚健康人群问诊症状特征并联系西医学理论,找出中医问诊的特征和原则等本质性内容,推动其向纵深发展,丰富了中医问诊的标准化、规范化研究。同时在临床应用中,发现中医问诊充分体现了中医科学理论中辨证施治的精髓:治病求本、审证求因、审因论治。

(徐　琳)

二、临床常见疾病及不同证型问诊症状特征研究

（一）肝系疾病及不同证型问诊症状特征研究

中医认为肝[14],主要生理功能是主疏泄和主藏血,生理特性为肝气升发和肝为刚脏,中医肝系是一个综合的概念,涵盖解剖和功能两方面,是指肝和中医学中与肝直接相关联的脏腑官窍等组织结构的总称,包括了肝脏及其相关联的胆、目、筋、爪及手少阳经等。肝系证不仅包括西医学中主要涉及肝胆实质脏器本身的疾病,如急慢性肝炎、肝硬化、肝脓肿、肝癌、急慢性胆囊炎、胆结石等,还包括高血压、抑郁症、干燥综合征等其他系统疾病[15]。近现代医家从多角度,运用多种方法对中医肝系疾病及不同证型问诊症状特征进行了相关研究,并取得了一定的进展。

1. 不同肝系疾病症状特征研究

（1）原发性肝癌:在肝系疾病中,原发性肝癌是临床常见恶性肿瘤,其起病隐匿、进展迅速、预后差、病死率高,多数患者在就诊时已进入中晚期[16]。因此,临床上对肝癌的研究就显得尤其重要。诸多学者对肝癌患者出现的症状进行统计整理,如邵峰等[17]选取湖南省中医药研究院附属医院近5年住院的628份原发性肝癌病历资料,采用频次统计和聚类分析对肝癌四诊信息及用药进行数据挖掘,从原发性肝癌四诊信息聚类分析及用药规律发现原发性肝癌以肝区疼痛、倦怠乏力、纳呆恶食、夜寐差、形体消瘦为主要临床特点。杨学智团队[18]采集30例原发性肝癌患者四诊信息,对问诊信息进行对比分析,出现次数最多的主要症状及次要症状有脘腹痞硬、腹部包块、腹痛、胀痛、胁痛、肢体倦怠、乏力、口干、失眠、视物不清、纳呆、大便秘结或溏泄。

潘敏求[19]总结自身几十年临床经验认为瘀、毒、虚是肝癌的基本病机且三

者始终并存,互为因果,贯穿于肝癌全过程。瘀主要表现为上腹肿块、肝区疼痛;毒指的是乙型和丙型肝炎病毒感染、黄曲霉素以及饮水污染,是肝癌的主要病因因素,而纳差、腹胀、神疲、乏力、恶心、呕吐、腹泻、消瘦则为脾虚之症。周宜强[20]则认为癌乃毒、瘀、坚积,此处毒包括热毒、湿毒、瘀毒、寒毒等;瘀有肝郁气滞而为瘀、邪热壅滞而为瘀、湿热蕴结而为瘀、气滞血涩而为瘀之别;坚则由气、血、痰、火、湿、食、邪毒壅滞诸因所致,以腹胀为主者多湿毒、以黄疸为主者多热毒、以肝区疼痛为主者多为瘀毒。

(2) 肝硬化:肝硬化是一种常见的由不同病因引起的肝慢性、进行性、弥漫性病变,是一种病程迁延、进行性加重、治疗棘手的高患病率、多并发症、高病死率性疾病[21]。吕靖[22]研究并发门静脉血栓的肝硬化患者 62 例发现乏力(100%)、脾大(74.19%)、腹胀(中-大量腹腔积液 46.77%)、食管胃静脉曲张重度(48.29%)、静脉曲张出血史(40.32%)、舌淡红(43.55%)、脉弦/细(96.77%)是肝硬化并发门静脉血栓患者的主要特征。张琴[23]通过研究 900 例肝炎后肝硬化患者病例,认为肝炎肝硬化的常见症状为乏力(77.11%)、脾大(76.12%)、寐差(58.00%)、纳差(40.67%)、胁肋痛(60.88%)、腹胀(52.11%)、脉弦(58.22%)、齿龈衄(49.45%)、鼻衄(48.22%)、蜘蛛痣(40.00%)、肝掌(53.22%)。吴秀艳[24]采集 752 例肝炎肝硬化患者的中医症状信息,对这些症状与 MELD 评分进行多元线性回归分析,建立回归方程,提取与 MELD 评分关系最为密切的问诊症状包括发热、胁痛、尿色深黄、目眩、神疲、乏力、恶心、呕吐、胃脘胀满、腹胀、纳呆、厌油腻、口淡、口苦、泄泻、便秘、尿量减少、夜尿频多、懒言。这些症状主要反映患者的湿热、气虚、气逆情况,也在一定程度上反映了阳虚和水停情况。

(3) 慢性乙型肝炎:慢性乙型肝炎感染呈全球分布,可能导致包括肝硬化、肝功能失代偿以及肝细胞癌等在内的临床疾病,我国现有慢性乙型肝炎患者约 2 000 万例,其所致的肝癌占总发病率的 54.2%[25],是一个严重的临床问题。为了有效提高中医对慢性乙型肝炎的诊治工作,多个科研团队对其主要中医证候群进行研究,比如余钦等[26]研究发现慢性乙型肝炎伴有肝硬化阶段,可有肝脾肿大、肝区刺痛等血瘀表现,或有口渴、消瘦、盗汗乏力等阴虚表现,疾病进展至失代偿期,出现腹水、头晕、乏力、肢体肿胀,进一步甚至出现消化道出血、肝性脑病等表现,则是毒、寒、痰浊、水饮为患,邪入心包的危重证候。吴韶飞[27]借助结构化临床信息采集系统记录 404 例慢性乙型肝炎患者的临床症状、体征,应用数据挖掘技术结合统计学处理对症状、体征提取分析,共出现临床证候 58 种,其中出现频率>5%的有 31 种,按照出现频次排列前 10 位的证候有周身乏力、小便黄、食欲不振、胁肋疼痛、腹胀、心烦易怒、纳少、不寐、大便溏薄、情志抑郁。

(4) 高血压:原发性高血压病是一种心血管综合征,主要表现为动脉血压升高,发展极易导致心、脑、肾等脏器的器质性病变和功能损害,致残、致死率高,且严重消耗医疗和社会资源,给家庭和社会造成沉重负担,据中国高血压调查最新数据显示,本病患病率总体呈增高的趋势[28]。多位学者对高血压的症状特征进行了研究,如陈洪涛[29]选取 668 例原发性高血压病患者为研究对象,观察主要中医证候分布情况,常见中医证候有 35 种,其中排前 10 位的证候依次为头晕、脉弦、口干口苦、烦躁易怒、舌红少苔、困倦乏力、脉弦滑、舌淡苔腻、脉弦细数、心烦胸闷。

尹胡海[30]采集 450 例高血压病患者 5 年前、后的中医四诊信息,统计出 2012 年 450 例高血压患者临床症状频率超过 60%的共有 6 项,为夜尿频(83.3%)、面红目赤(78.0%)、腻苔(72.0%)、红舌(70.7%)、健忘(61.3%)、脉滑(60.7%);2017 年 450 例高血压患者临床症状频率超过 60%的有腰膝酸软(86.0%)、心悸(78.0%)、眩晕(76.4%)、夜尿频(73.3%)、口淡食少(72.0%)、头痛(71.1%)、失眠(71.1%)、健忘(70.4%)、五心烦热(70.4%)、耳鸣(69.1%)、气短(62.4%)。

2. 不同证型症状特征研究

(1) 肝系疾病重要的定位症状:肝在志为怒、在体合筋、其华在爪、在窍为目、在液为泪,肝胆之间由足厥阴肝经与足少阴胆经相属络而成表里[14],因此肝系疾病的症状也大多在此系统内或肝胆两经所过之处。史话跃[31]在中医经典文献的研究和 5 位教授的咨询预调查的基础上,在全国范围内邀请 26 位专家对肝系病位特征及基础证的常见症状做出重要性评价。结合内容效度和系统聚类分析结果,认为肝系病位特征主要有胁胀、与情志相关、胁痛、急躁易怒、喜叹息、乳房胀、肢颤、头摇、肢体抽搐、乳房痛、身黄、目黄、巅顶痛、两目干涩、口苦、耳鸣、乳房结块、眼胀或痛、视物模糊、肢体肌肤麻木、寒热往来、半身不遂、阴痒肿痛、口眼㖞斜、头晕。

向琴[32]从全国 88 所中医医院 12 万余份出院患者资料中,根据《中医病证分类与代码》(简称《国标》,TCD)选出 8 万余份符合研究要求的病例,采用统计学方法进行分析,认为肝系疾病患者最常出现眩晕、头胀痛、心慌、心悸、胸闷、失眠、乏力、烦躁不安、好发脾气、喜担心、易紧张、常恐惧等症状,这与中医肝主疏泄、主藏血、主筋、开窍于目等功能失常有关。

(2) 常见中医证型的症状特征:胥波[33]在古今文献研究的基础上,汇总中医高等医学院校使用教材、各证候学专著,根据肝系的生理与病理特点,肝系证的病位与病性组合规律,确定肝系的 8 个基础证型,分别为肝郁气滞证、肝火炽盛证、肝血亏虚证、肝阳上亢证、肝阴亏虚证、肝血瘀阻证、肝经湿热证、肝脉寒凝证。史话跃[31]咨询近现代名医及资深专家意见,通过对 1 011 例病例报告调查研究,初步确定肝系病位辨证要素特征及肝系基础病证,分别为肝郁气滞证、肝火炽盛证、肝阳上亢证、胆经热盛证、肝血瘀阻证、肝脉寒凝证、肝经湿阻证、肝阴虚证、肝血虚证、肝气虚证、肝阳虚证,共 11 种证型。郭鹏等[34]整理相关的 56 篇文章,认为肝系证候共出现 6 种,依次从高到低排序为肝阳上亢证、肝肾阴虚证、肝火炽盛证、肝风内动证、肝郁气滞证和冲任失调证。陈淑贤等[35]纳入多个数据库共 517 篇高血压证候分布的文献,通过循证医学方法系统评价高血压病证型分布规律,结果显示肝阳上亢证 157 篇(27.50%)、肝火亢盛证 58 篇(11.22%)、肝肾阴虚证 55 篇(10.63%)、阴阳两虚证 47 篇(9.09%)、痰湿壅盛证 39 篇(7.54%)、痰瘀互结证 19 篇(3.68%)、气虚血瘀证 19 篇(3.68%),认为肝阳上亢证频次最高,其次是肝火亢盛证及肝肾阴虚证。选取临床常见证型进行梳理,具体如下。

1) 肝阳上亢证的症状特征:邓铁涛[36]认为肝阳上亢型的高血压病患者多为高血压早期,症见头晕、头痛、心烦易怒、夜睡不宁、头重肢麻、口苦口干、舌微红、苔薄白或稍黄、脉弦有力。王海霞[37]选取古今有关肝阳上亢证的病案,建立数据库进行频次和频率统计,经统计学处理,结果显示眩晕、头痛、颈胀、面红目赤、口干口苦、烦躁易怒、腰膝酸软、心悸、失眠、舌红、脉弦等为肝阳上亢证的主要症状。李蜜[38]收集 310 例原发性高血压病患者中医四诊信息后对其进行辨证分型,认为肝阳上亢证以交感神经功能亢进为主,肝火循经上攻头面,故头胀痛、面红目赤,在心率变异性上表现为以交感神经功能亢进为主的自主神经功能减退。

2) 肝火亢盛证的症状特征:王杰等[39]采集 H 型高血压患者 120 例,设计问卷调查表对纳入对象进行中医四诊信息采集,使用 SPSS Statistics 因子分析法分析数据后,认为肝火亢盛证常见症状有脉弦数(0.951)、面红赤(0.913)、目赤(0.880)、急躁易怒(0.877)、小便短黄(0.875)、苔黄(0.875)、口苦(0.871)、舌红(0.537)、耳鸣(0.522)。冯双双等[40]采集 2014 年 4 月至 8 月国家中医临床基地社区调查的高血压患者共 924 例,通过统计分析得出肝火炽盛证的症状主要有便秘、面红耳赤、烦躁易怒、尿赤、口苦、舌红、苔黄、脉弦数。

3) 肝肾阴虚证的症状特征: 邓铁涛[36]认为肝肾阴虚型的高血压病患者常见于久患高血压者,症见眩晕耳鸣、心悸失眠、腰膝无力、记忆力减退、盗汗遗精、形瘦口干、舌质嫩红、苔少、脉弦细或细数。刘文兰等[13]制定问诊症状观察表,从问诊症状角度研究发现,亚健康状态肝肾阴虚证突出的症状是目干涩、腰酸痛,此外主要表现为耳鸣、头晕、头痛、目眩、目痒、目痛等头目失养的症状;慢性乙肝肝肾阴虚证以小便黄、腰膝酸软为突出表现,同时还有口咽干燥、两目干涩、口渴多饮、烦躁易怒、口苦、下肢痿软、盗汗、食量减少、两胁隐痛、视物模糊等。王杰[39]认为 H 型高血压患者肝肾阴虚证最常见的症状有五心烦热(0.890)、目涩(0.825)、颧红(0.777)、腰膝酸软(0.757)、多梦(0.713)、少津(0.673)、头重脚轻(0.671)、耳鸣(0.599)、目胀(0.561)、舌红(0.545)、口干(0.532)、苔少(0.519)。冯双双[40]认为高血压病肝肾阴虚证的症状主要是五心烦热、失眠、健忘、腰膝酸软、耳鸣、少苔、脉弦细。孙丹[16]认为原发性肝癌患者中肝肾阴虚证常见胁肋疼痛、胁下结块、质硬拒按、五心烦热、潮热盗汗、腰膝酸软、头昏目眩、纳差食少、腹胀大、呕血、便血、皮下出血、舌红少苔、脉细而数等,认为该证型多见于原发性肝癌的中晚期。

4) 肝郁气滞证的症状特征: 章莹等[41]通过对气郁质与中医肝系亚健康状态关系的探讨发现,肝系亚健康状态可表现出情志抑郁、胸胁胀闷、咽部异物感、烦躁易怒等症状,且病情轻重随情绪发生变化,甚至可引起月经不调、乳房肿块、阳痿等病症。覃玉珍[42]总结功能性便秘肝郁气滞证的主要临床表现为欲便不得出、大便干结或不干、量少或便而不爽,可伴腹胀腹痛、胸胁痞满、烦躁易怒或郁郁寡欢、肠鸣、矢气频发、嗳气频作,女性可出现月经不调、行经期间乳房胀痛,且可随情志改变有所增减,食少纳差。付强[43]通过建立近现代名中医复诊医案数据库,将符合纳入标准的医案进行统计分析,认为情绪低落、兴趣减低、喜静少言、缄默不语、悲观、思维迟缓、思想苦闷、缺乏主动性、自责自罪等临床表现为肝郁气滞证的重要临床特征。这些研究结果也符合《中华人民共和国国家标准·中医临床诊疗术语证候部分》[44]制定的诊断标准: 情志抑郁、喜叹息、胸胁或少腹胀闷窜痛、妇女乳房胀痛、月经不调、脉弦等。

肝系病的症状中有很多共性之处,如有胁胀、胁痛、眩晕、喜叹息、乳房胀、肢体抽搐、头摇、头胀痛、心慌、心悸、胸闷、失眠、乏力、情志异常(烦躁、忧虑、紧张、恐惧等),但不同的疾病、不同的证候都有各自的标志性特征。比如肝癌会有明显的肝区疼痛、腹部肿块以及纳呆等脾虚之证,肝硬化可见明显的乏力、脾大、脉弦细,大部分的慢性肝炎全程多见纳差、腹胀、四肢乏力、大便异常等一系列脾虚证[43],高血压病则易见烦躁易怒、头晕、面红目赤、口干口苦、舌红少苔等症状。不同证型标志性特征也各不相同,肝阳上亢证易见眩晕头痛、面红目赤、腰膝酸软等,肝肾阴虚证则有明显的五心烦热、耳鸣、潮热盗汗等肾阴虚的症状。

研究发现大多数的肝系病常伴有脾虚证、肾虚证的症状,这是因为肝属木而克土,故肝气太过,木亢乘土,将病及脾胃[45],正如医圣张仲景有言"见肝之病,知肝传脾,必先实脾"。肾属水而生木,肾为肝之母,肝病则及母。所以在治疗肝病时要注重肝脾同治,肝肾同治,即使在肝病前期没有表现出脾系、肾系之症状,也要树立未病先防,治未病的思想——肝脾同调,肝肾同治。

(尚倩倩　牛竞斌)

(二)心系疾病及不同证型问诊症状特征研究

中医心系疾病涉及心脑血管疾病及部分心理、精神类疾病,疾病种类繁多,且临床证候表现复杂,如冠心病心肌缺血患者除心系外,还兼有其他脏腑证候,且多兼夹证、复合证。但临床以心悸、胸闷、胸痛、心烦、失眠、健忘,以及乏力懒言、畏寒、肢冷、盗汗、自汗、咽干口渴等为心病的常见症[46]。以下对临床最为常见的胸痹心痛、心悸、心衰、眩晕头痛等不同证型的问诊症状特征做一概述。

1. 胸痹心痛的问诊症状特征研究　虚实夹杂、本虚标实,血瘀、痰浊夹杂是冠心病的病理特点。许朝霞等[47]对1 521例冠心病患者的问诊信息特征进行分析,冠心病定位辨证的主要问诊症状有胸闷、胸痛、心悸、心烦、失眠、健忘等,定性辨证的重要问诊症状有乏力懒言、畏寒、肢冷、盗汗、自汗、咽干口渴等。邓冬等[48]对411例冠心病不稳定心绞痛患者证候及症状分布进行统计分析,结果发现其主要症状为胸痛、面部异常(面部萎黄、苍白、白、瘀暗、晦暗等)、胸闷、口唇发绀。梁峰硕[49]从199名冠心病患者病例资料中总结出冠心病胸部症状排在前5位的是时作时止、痛有定处、胸骨后伴压榨性疼痛、胸部绞痛、胸部隐痛,反映了冠心病疼痛突发突止的病性特点和在胸骨后或胸部的病位特点;冠心病周身症状排在前 10 位的是神疲、乏力、心悸、纳呆、面色晦暗、面色白、不寐、短气、畏寒、痰多;舌脉体征频率前 10 位是苔白、苔薄、舌生瘀斑、舌下络脉青紫、舌质紫暗、脉沉、苔腻、脉细、脉滑。

关于冠心病中医证候的研究主要集中在痰浊证和血瘀证、痰瘀互结证的问诊症状特征,具体如下。

(1)冠心病痰浊证的问诊症状特征研究:白桦等[50]探讨不稳定性心绞痛患者中医证候分布特点,结果显示出现频数最多的 10 项症状依次为胸痛、心胸闷重、痰多气短、舌苔白腻、形体肥胖、心悸、自汗、咳吐痰涎、舌体胖大、舌质紫暗,并认为不稳定性心绞痛是本虚标实之证,其中痰浊痹阻多见;有学者运用多元相关对应方法,对 1 069 例冠心病心绞痛患者 69 个症状、体征进行分析,得出痰浊证素的主要症状为形体肥胖、头晕、倦怠乏力、舌白胖、肢体沉重、胸闷、渴不多饮、咳嗽、白痰、口黏腻,为冠心病中医证候诊断提供了参考[51]。此外,综合国内 28 名具有丰富临床经验及较高学术地位的中医心血管病专家意见,表明冠心病痰浊证的判断条目按照特征性或代表性由强到弱依次为腻苔>胸闷>滑脉>身体困重>滑苔>头重如裹>体胖>头晕>咯痰>呕恶>咳嗽[52]。该顺序为临床诊断冠心病证候主证、次证提供了有效参考。

段飞[53]通过文献词频统计,并结合专家意见确定冠心病痰湿证权重为舌象>临床症状>脉象,冠心病痰湿证舌象权重顺序为苔腻>苔白滑>舌胖边有齿痕,临床症状权重顺序为胸闷胸痛>肢体困重>口黏>体胖>脘腹痞满>面色晦浊>大便黏滞>嗜睡>纳呆>呕恶,脉象权重顺序为脉滑>脉濡>脉缓,并认为苔腻、苔白滑、舌胖边有齿痕、脉滑、胸闷胸痛、脉濡、肢体困重、口黏在冠心病痰湿证诊断中具有重要参考依据。在此基础上,胡镜清等[54]提出了冠心病痰湿证宏观诊断标准为舌胖边有齿痕、苔腻、苔白滑、胸闷、脉濡或滑、肢体困重、口黏、体胖、大便黏滞、脘腹痞满、面色晦浊、嗜睡、纳呆。

(2)冠心病血瘀证的问诊症状特征研究:陈可冀团队[55]通过文献研究、专家咨询、临床流行病学调查、数理统计相结合,进行冠心病血瘀证病证结合诊断标准的系统研究,认为胸痛位置固定、舌色紫暗、舌体瘀斑瘀点等可以考虑作为冠心病血瘀证的主要诊断指标,胸痛呈刺痛、绞痛、面色黧黑、黏膜色暗、肌肤甲错、四肢末端发绀等可以作为冠心病血瘀证的次要诊断指标。并由此制定冠心病血瘀证辨证标准[56],主要症状为胸痛位置固定、舌质色紫或暗、舌有瘀斑瘀点,次要症状为胸痛夜间加重、口唇或齿龈色暗、舌下脉络粗胀或曲张,或色青紫、紫红、绛紫、紫黑、脉涩,其他症状为肌肤甲错、面色黧黑、四肢末端发绀。该标准基本已被公认,温少利等[57]认为心血瘀阻证冠心病心绞痛的主要临床症状为"胸部刺痛,固定不移,时常心悸不宁,入夜后胸痛更加严重",也与该标准一致。

另外,陈浩[58]利用临床流行病学和数理统计方法对急性冠脉综合征中医瘀毒证的辨证标准进行了探索,初步总结出瘀毒证的临床辨证分型,分为虚实两型;瘀毒实证的症状为胸痛、胸闷、口苦、口干欲饮、便干便秘、舌暗红、苔黄腻、脉滑;瘀毒虚证的症状为胸痛、胸闷、气短、乏力、心悸、畏寒、自汗、舌淡暗、苔白、脉细。并认为虚实证常互相影响,兼夹为病,互相转化。

(3) 冠心病痰瘀互结证的问诊症状特征研究: 冠心病痰瘀互结型的临床表现既有痰浊表现,又有血瘀症状,两者互相影响,表现为胸部疼痛剧烈、心悸气短、胸闷、头晕乏力、脘腹痞满、咳吐黏痰、纳呆恶心、舌质紫暗或有瘀斑、苔厚腻或浊、脉弦滑等[59-62]。方明显[63]认为具有痰浊必备证 2 项(胸脘痞闷、苔腻或浊)加血瘀必备证 2 项(胸部疼痛、舌质紫暗或瘀斑)以上者,可定为痰瘀型。王璐等[64]概括痰瘀互结的主症为心悸、胸部满闷、胀痛或刺痛、食少纳呆、口中黏腻,兼症为瘀血较重者表现为心悸刺痛、痛处固定、爪甲青紫、舌质紫暗有瘀斑瘀点、脉弦滑,痰湿较重者表现为心慌、头身困重、体胖、大便黏而不爽、呕恶厌食、舌苔黄腻或者白滑、脉滑或数。段飞[53]通过文献梳理筛选出冠心病痰瘀互结证临床表现,认为胸闷胸痛、苔腻、舌质暗、紫舌有瘀斑斑点、脉弦滑、舌下脉络青紫、唇青紫、肢体困重、体胖、口黏对冠心病痰瘀互结证的条目筛选具有重要意义。胡镜清等[54]在结合冠心病血瘀证和痰湿证的诊断标准的基础上,提出了痰瘀互结证的宏观诊断标准,痰湿、血瘀并存可诊断为冠心病痰瘀互结证。

2. 心悸的问诊症状特征研究　心悸常伴有脉律失常,各种心血管疾病以心悸为主症的均可诊为本病。

(1) 心律失常的问诊症状特征研究:姜瑞雪等[65]对 1 126 例以心悸症状为主诉的患者进行临床调研,探讨心悸的中医证候特征,频数高的前 20 位为心悸、气短、神疲、倦怠乏力、脉虚、头晕、胸闷、脉数、活动/劳累病重、舌淡、失眠、面白少华、苔白、口咽干燥、舌红、心烦、纳少、脉细、苔薄、自汗。李康[66]研究 1 137 例过早搏动患者,结果显示心悸及并见症状、体征出现频数最高的前 20 位依次是心悸、乏力、胸闷、气短、脉沉、苔白、失眠、多梦、神疲、口干、少气懒言、头晕、大便不调、烦躁、健忘、脘痞、胸痛、舌暗红、口渴喜饮、急躁易怒等。吴峻豪[67]在辨证分型的基础上研究102例确诊为心律失常者,其中快速型心律失常不同证型的心悸、胸闷、胸痛、乏力、头晕、气促、气短、惊慌感、失眠、苔腻、脉弦、脉滑、脉促、脉涩、脉缓等症状均有差异,缓慢型心律失常不同证型的心悸、胸闷、乏力、头晕、气促、气短、惊慌感、失眠、脉弦、脉滑、脉结或代、脉涩、脉缓等症状均有差异。李晓萌[68]对确诊为室性期前收缩的208例患者资料进行统计分析,发现心悸、胸闷、气短、眩晕、乏力、纳差、失眠等症状在各证型中无明显差异,胸痛、汗出、唇甲青紫、畏寒肢冷、腰膝酸软、舌质暗、舌质红、苔少、苔白滑、脉弦等症状有明显差异,并认为室性期前收缩中医证型以痰浊阻滞型、心血瘀阻型较为常见,心脾两虚型、阴虚火旺型次之,水饮凌心型较少见。

(2)心脏神经症的问诊症状特征研究:心脏神经症的主要症状与心律失常相似,主要表现为心悸、胸闷、气短、头晕,伴随症状为乏力、懒言、自汗、肢体困重、手足心热、面色潮红、口干、咽燥、自觉发热、盗汗等[69],气虚、气滞和阴虚证是其临床常见证型。纪雯[70]观察心脏神经症患者127例,发现心悸为最主要的症状,其次有胸闷、气短、乏力,伴发症状则有胸胁胀满、眩晕、少气懒言、自汗、头身困重、手足潮热、烦躁易怒、精神抑郁、胆怯易惊、心烦、善太息、失眠多梦、面色无华、纳食减少、泄泻。程伟[69]研究164例心脏神经症患者,认为气虚证的症状主要为心悸、头晕、胸闷、气短、乏力、懒言、自汗、肢体困重、纳食减少、面色无华、唇甲色淡、胆怯易惊、多梦13个症状,气滞证的症状为心悸、头晕、胸闷、气短、心烦、胸痛、胸胁胀满、善太息8个症状,阴虚证的症状为心悸、头晕、胸闷、气短、乏力、懒言、自汗、心烦、失眠、面色潮红、口干、咽燥12个症状。纪雯[71]观察心脏神经症患者127例,发现气虚证症状有心悸、胸闷、气短、眩晕、乏力、自汗、头身困重、面色无华、胆怯易惊、失眠多梦等,气滞证症状有心悸、胸闷、胸痛、气短、胸胁胀满、烦躁易怒、善太息等,阴虚证症状有心悸、眩晕、胸闷、气短、自汗、心烦、失眠多梦、口干等。

3. 心力衰竭的问诊症状特征研究 慢性心力衰竭证候类型以虚实夹杂为多见,最常见的证候类型包括气虚血瘀、气阴两虚、气阴两虚兼血瘀、气阳两虚兼血瘀、气阳两虚兼血瘀水停、气阳两虚[71]。

郭硕[72]对333例慢性心力衰竭患者进行中医证候信息横断面调查显示,喘息气促、精神疲乏、倦怠乏力、胸闷、纳食减少、失眠、舌质淡、舌质暗、舌苔白、舌苔腻10个症状,在急性加重期与慢性缓解期两组病例中出现频率较高。

孙玉洁[73]调查研究 406 例慢性心力衰竭患者,发现慢性心力衰竭患者的主要
症状有胸闷、心悸、气短,次要症状有失眠、头晕目眩、胸痛,心衰患者舌脉表现
为舌质暗淡、暗红、红,舌苔多白、腻、薄、黄、厚,脉象多表现为细、沉、结代。闫
玲玲[74]通过文献检索,初步明确了心衰常见症状为心悸、气短、神疲、水肿、乏
力、喘息、胸闷、口唇发绀、脉沉细或结代或弱或数、舌色暗红或淡红、苔白,皆
为虚实夹杂之证。

也有学者认为血瘀证是冠心病慢性心力衰竭的主要证候[75],临床症状主
要见乏力、气短、呼吸困难、胸闷、喘息、口唇发绀、食欲不振、下肢浮肿、失眠、
肢体困重、倚息不能卧、多梦、胸痛、爪甲青紫、舌质紫暗、舌有瘀斑、脉涩,并认
为口唇发绀、烦躁、胸痛、失眠、舌有瘀斑、脉涩是冠心病慢性心力衰竭血瘀证
的主要临床表征。

另见少量对急性心衰和顽固性心衰的研究。王通[76]运用德尔菲法(Delphi)
总结急性心衰中医症状为喘促气急、胸闷、气短、心悸、头晕、倚息不得平卧、神
昏谵语、冷汗淋漓、四肢厥逆、烦躁不安、尿少、肢肿、面色灰白、面色晦暗、面色
苍白、咳嗽、吐粉红色泡沫样痰、咯痰不爽、痰多、咯白稀痰、咯黄黏痰、舌质暗
红、苔腻、苔黄、脉细、脉促、脉数等表现。黄琳[77]探讨 232 例顽固性心衰的中
医证候特征,其中频次排在前 5 位的中医症状是疲倦乏力、气短、胸闷、心悸、
气喘,舌象以舌暗、苔白多见,脉象以脉弦多见。认为顽固性心衰中医临床证
候复杂,以气虚血瘀最为多见,心肾阳虚、气阴两虚是顽固性心衰的主要本虚
证候,水饮内停证、痰瘀互阻证是常见的标实证候类型,病位主以心、肾为根。

4. 高血压病的问诊症状特征研究　焦华琛[78]、庞敏[79]等分析高血压患者
的症状出现频率,以眩晕、头痛为最多,其次为胸闷、头胀、憋喘、乏力、耳鸣、心
悸、健忘等。王琼等[80]统计 495 例高血压患者资料,结果显示老年高血压病出
现频率较高的症状为头晕、失眠、胸闷、纳差、头痛、脉滑、苔腻、脉弦、苔白等。
徐强等[81]通过文献检索发现,高血压出现频率最高的症状依次为不寐、面色
红、口干渴、口苦、心悸、烦躁、遗精、食欲不振、腰酸、善怒等。吴晓青等[82]收集
211 例高血压病患者的症状表现及舌脉象,发现高血压病证候表现出现率较高
的症状体征为头晕、头痛、苔薄与苔白、脉弦。桂明泰等[83]认为高血压的主要
症状有眩晕、夜尿频、心悸、口干、失眠,男性患者呕吐痰涎、面赤、目赤症状多
见,女性患者眩晕、头痛、腰酸、膝软、五心烦热等症状多见,非老年患者头痛、
急躁易怒、五心烦热症状多见,老年患者眩晕、头如裹、胸闷、畏寒肢冷、耳鸣、

健忘等症状多见。刘丹等[84]研究发现 398 例中老年高血压患者中,出现频率最高的前 10 位症状依次为眩晕、头痛、失眠多梦、夜尿频、耳鸣、腰酸、急躁易怒、口干、心悸与健忘。

高血压中医证型临床以肝阳上亢最为多见[80-81]。张骞等[85]对高血压不同证型的症状频率进行统计分析,发现肝阳上亢证的典型症状为眩晕、头痛、脉弦、急躁易怒、少寐多梦、耳鸣、苔黄、舌红。王庆高[86]研究 1 000 例高血压患者,认为肝阳上亢辨证要点为视物旋转、头重脚轻、口干或口苦、腰膝酸软、舌红、苔黄、脉细数。宋麦芬[87]则认为高血压病肝系症状常见眩晕、急躁易怒、头痛、头闷重感。

高血压痰湿证近年来也日渐增多[88]。张骞等[85]统计分析高血压痰浊阻络证的症状为眩晕、胃脘痞闷、胸闷、苔白、苔腻、头痛、少寐多梦。王庆高[86]归纳为胸闷、头身困重、脘腹胀闷、便溏、舌淡胖有齿印、苔白腻、脉弦或滑。

对于高血压虚证的研究,吕璐[89]对高血压虚证证素的辨证因子进行分析,发现夜尿频多、健忘、畏寒肢冷、视物模糊、耳鸣、头晕、腰酸、耳聋、发槁齿摇可能为高血压阴阳两虚证辨证的证候要素,夜尿频多、健忘、视物模糊、耳鸣、急躁易怒、头晕、舌红少苔、畏寒肢冷、腰酸、发槁齿摇、耳聋可能为高血压肾虚证辨证的证候要素。王庆高[86]认为高血压气血亏虚辨证要点为面色萎黄、乏力、心悸、舌淡、脉沉细。张骞等[85]发现高血压气血亏虚证的主要表现为眩晕、气短、头痛、脉细、苔白、耳鸣、舌边齿痕,肾精不足证的主要表现为眩晕、耳鸣、腰酸膝软、失眠、头痛、脉沉、苔白。宋麦芬[87]发现气虚症状主要表现为神疲乏力,阴虚症状主要表现为口干舌燥、五心烦热、便秘。刘红梅[90]调查 152 例眩晕症患者,发现头昏、眩晕为主要症状,常见合并症状 30% 以上有心烦易怒、口干口渴、耳鸣、记忆减退、怕冷、恶心呕吐、走路不稳、易疲倦、头疼。

综上所述,心系疾病的问诊症状可概括为心胸部症状为胸闷、胸痛、胸胁胀满、心悸、心烦、气喘、气急、气短、咳痰等,头面部症状为头晕、眩晕、头昏、头痛、面色异常、口唇发绀等。这些主要是病位症状,由于病性不同,可出现神疲乏力、少气懒言、身体困重、口干不欲饮等;痰湿证多见白腻苔,血瘀证则可见舌质色紫或暗、舌有瘀斑瘀点、舌下脉络粗胀或曲张,或色青紫、紫红、绛紫、紫黑、脉涩等。

由于心系疾病临床证候复杂,兼夹证、复合证多见,又有相关性,疾病之间互相转化。例如胸痹,目前较一致的看法是多属本虚标实之证,标实以血瘀、痰浊、气滞、寒凝为主,本虚以气虚、阴虚、阳虚为主,重证可见阳脱,标本互为因果,引起心脉阻滞,临床表现或以本虚为主,或以标实为重,或虚实夹杂,胸痹病情发展可发生心衰。

（姚　笛）

（三）脾系疾病及不同证型问诊症状特征研究

脾系疾病内容丰富,涉及多种疾病,必须通过问诊方知患者症状,进而进行诊断与治疗,问诊症状特征研究一直是脾系疾病临床研究中的重点和难点。脾系证候的症状特征临床可分为脾虚证和脾实证两大类,其中脾实证的症状特征临床研究开展较多的是脾胃湿热证[91]。

1. **脾虚证症状特征临床研究**　脾乃藏象学说的核心,脾虚证是脾系疾病最常见的证候之一,是指疾病发展到某一阶段,脾气亏虚,运化失健,饮食物精微吸收不足,机体失养所致的证候,包括脾气虚、脾阳虚、脾不统血等证型。脾虚证是一组能够比较集中反映"脾"的各种生理功能不足表现的综合症候群,可反映在多个系统疾病之中[92]。

（1）有关脾虚证症状特征临床研究:慢性胃炎、溃疡性结肠炎、功能性消化不良、肠易激综合征、癌症5种不同脾病在脾系证候的症状特征研究中,脾虚证研究开展较早,成果较多。如邱向红等[93]通过研究128例脾虚与非脾虚证患者的临床资料,得出了食欲减退、大便稀溏、食后腹胀、神疲懒言、舌淡苔白润、有齿印、脉细或弱等11个可作为判别脾虚证的常见症状特征。梁俊雄等[94]通过对1 564位脾虚证患者的信息评价分析的方法筛选出5项指标,分别是食欲减退、食后腹胀喜按、面色萎黄、肌瘦无力、大便溏泄,总诊断率达到88.34％。刘玥等[95]通过统计分析446例青海东部地区脾虚与非脾虚证患者的临床资料,得出大便溏泄、面色萎黄是伴随增龄脾虚证最典型的症状,且中医脾虚症状严重程度以及持续时间与增龄无明显关系。赵平等[96]对近25年的脾虚证诊断标准文献进行研究,经统计分析得出脾虚证临床症状特征排序前10位依次为食欲减退、舌淡、乏力、舌胖嫩／胖大、大便溏泄、舌边有齿痕、脉细、消瘦、面色萎黄、食后腹胀。由此可见,以上专家的研究结果与2017年脾虚证中医诊疗专家共识意见[97]基本一致。

此外,在脾阳虚证症状特征临床研究方面,闫丽芳[98]、吴涛[99]等均通过研究得出大便稀、畏寒、舌质淡、腹胀为脾阳虚证症状特征。在脾不统血症状特征临床研究方面,范晔等[100]通过对600例脾不统血证患者进行临床调查分析,发现其症状、体征除均有出血外,食少纳差、食后腹胀、大便稀溏、肢倦乏力、神疲气短懒言、面色淡白或萎黄、唇甲色淡者、头晕、心悸等症状出现率均在69%以上。闫丽芳等[98]通过对中医脾病数据库中的四诊信息研究分析,发现脾不统血证症状特征为便血、经期延长、大便色黑、斑、呕血。李耀光等[101]对脾不统血证与血热妄行证患者进行了舌、脉、症等系统地临床对比观察,发现脾不统血证与血热妄行证相比,其神疲乏力、少气懒言、食欲减退、大便溏、脘痛喜按、喜暖、喜热饮、食后痛减以及舌淡、苔白、脉虚等脉症的出现率更高。

(2)不同疾病脾虚证症状特征临床研究

1)慢性胃炎脾虚证症状特征临床研究:在慢性胃炎的发病过程中,几乎都能出现属于中医脾虚证的不同证型[102]。例如朱飞叶等[103]通过对915例慢性胃炎患者的症状统计分析得出,有关中医脾虚证的前5个症状中均有便溏,其余症状分别是脾胃虚弱证,隐痛、纳呆、精神倦怠、畏寒肢冷;脾虚浊滞证,胀痛、嗳气、胀满、失眠多梦;肝郁脾虚证,胀痛、纳呆、情志不舒、失眠多梦。安贺军等[104]对172例慢性萎缩性胃炎的中医证候学特征进行研究分析,发现脾胃虚寒证出现频率最高,主要症状为胃脘隐痛、便溏、胃脘胀满、食欲减退、神疲乏力、四肢倦怠、舌质淡、脉弱。王晓林[105]通过病历回顾研究发现慢性胃炎脾虚证高频症状是腹痛腹胀、嗳气、睡眠障碍、食欲不振、乏力、舌质淡等。

此外,在慢性胃炎脾气虚证症状特征研究方面,多位专家[106-108]一致认为舌质淡或胖,有齿印是诊断慢性胃炎脾气虚证的必备指标。夏小芳等[109]对90例慢性胃炎患者的临床症状、体征进行研究,总结出其主要症状为胃脘隐痛、食后胀闷、痞塞、纳呆少食、便溏或腹泻、乏力、四肢酸软、舌质淡、有齿痕、苔薄白润、脉沉细。

2)溃疡性结肠炎脾虚证症状特征临床研究:溃疡性结肠炎的发病与肝、脾、肾关系密切,而脾虚是发病之本,湿盛则是发病之标[110-111]。韩捷[112]将152例脾虚湿热型溃疡性结肠炎患者常见临床症状、临床指标进行统计分析,发现与脾虚湿热型溃疡性结肠炎密切相关的临床症状有大便次数、排泄物性状、脓血便、腹痛、腹胀、消瘦等,为量化脾虚湿热型溃疡性结肠炎的诊断做出了一定贡献。吕永慧等[113]统计分析110例溃疡性结肠炎患者的症状,结果显示溃疡性结肠炎中医脾虚证的不同证型典型症状均为苔白,其余按比例由高至低依次为脾胃气虚证,口淡、脉细、舌淡红、嗳气、乏力懒言、纳食减少;脾肾阳虚证,腹痛、喜温、腹泻、遇寒加重、舌淡白;肝郁脾虚证,情志诱发、嗳气、先硬后溏、矢气频作、善太息。张文明等[114]观察 180 例脾虚型溃疡性结肠炎患者的症状,发现腹泻、腹痛、肠鸣为发生率最高的前 3 位症状。

此外,在脾虚型溃疡性结肠炎主要舌脉特征研究方面,阮氏明秋等[115]总结出脾虚湿蕴型主要舌脉表现为舌质淡暗、淡红、红,舌苔白腻,脉弦、弦滑、细滑;肝郁脾虚型舌苔薄白,脉弦、细弦;脾虚湿热型舌暗红、舌淡,舌苔黄厚腻,脉滑、沉细、细滑。

3) 功能性消化不良脾虚证症状特征临床研究:功能性消化不良是临床上最常见的一种尚无器质性原因可究的功能性胃肠病[116],现代医家[117-118]认为脾虚是其病机关键所在。陈贞等[119]对 565 例功能性消化不良患者常见证候的症状进行统计分析得出,除胃脘胀满和胃脘疼痛两个主要症状,脾胃虚弱证余症前 5 位的出现频次由高到低依次为呃逆嗳气、四肢倦怠、食欲减退或形寒肢冷、大便稀溏或烦躁易怒、口干口渴或失眠多梦,脾虚气滞证依次为呃逆嗳气、烦躁易怒、四肢倦怠、失眠多梦、口干口渴。于青松等[120]也研究发现脾虚气滞患者较多发生胃脘胀满、食后胀甚、疲乏无力,较少发生恶心呕吐。

此外,也有学者就功能性消化不良西医分型与中医证型相关性进行了研究,如陶琳等[121]通过研究 330 例功能性消化不良患者的中医证候分布特点发现脾虚气滞证与餐后不适综合征相关性最大,其主症为饱胀不适和早饱。张帆[122]也研究发现上腹痛综合征以脾胃虚弱证为主。以上研究均加深了功能性消化不良脾虚证症状特征的认识。

4) 肠易激综合征脾虚证症状特征临床研究:肠易激综合征是一种以腹部疼痛或腹胀不适,并伴排便异常或排便习惯改变为表现的肠功能紊乱性疾病,以腹泻型最为常见,肝郁脾虚是导致其发生的重要病机[122-123],目前有关肠易激综合征的症状特征以肝郁脾虚证研究最多[124]。例如黄绍刚等[125]对 240 例腹泻型肠易激综合征常见中医证候特征进行统计分析,得出肝郁脾虚证症状特征为腹痛即泻、泻后痛减、腹胀、肠鸣矢气、症状随抑郁或紧张等情绪出现而发作或加重、食少纳差、舌淡苔白、脉弦细或脉细。曹健[126]通过研究总结出厦门部分地区腹泻型肠易激综合征肝郁脾虚证主要症状为腹胀腹痛、肠鸣、大便泄泻、嗳气、脘腹痞满。梁颖瑜[127]等研究得出腹泻型肠易激综合征肝郁脾虚证腹痛出现频率高于脾胃虚弱证,并且其症状的严重程度与肝郁及心理异常密切相关。侯政昆等[128]研究得出泄泻型肠易激综合征肝郁脾虚证的独立危险因素是肢冷、精神抑郁。

腹泻型肠易激综合征不仅与脾、肝有关,还与肾密切相关,在有关脾肾阳虚证症状特征研究方面,黄绍刚、曹健等[125-126]均研究得出其主要症状为腹痛、腹泻、畏寒肢冷、腰膝酸软。

5) 癌症脾虚证症状特征临床研究:癌症是全球主要的公共健康问题,严重危害着人们的身体健康。现代医家[129-131]认为癌症主要症状属于脾系病位特征的症状,尤其与中医脾虚证密切相关。多位学者也对癌症脾虚证症状特征进行了研究,例如侯风刚等[132]确定了乏力、神疲、便溏、纳呆为大肠癌脾气虚证的相关中医症状。杨红艳[133]通过统计分析王晞星诊治的大肠癌病例数据,得出脾虚下陷证辨证要点为食欲不振、肛门重坠、大便失禁、短气、脉弱。朱莹杰等[134]对建立进展期胃癌脾虚证计量诊断方法进行探索,经过判别筛选,神疲乏力、食欲减退、食后腹胀、消瘦、水肿等参数获选,并通过对 289 份病例的回代判别,证明其具有一定临床意义,为进展期胃癌脾虚证的计量诊断提供了客观依据。

2. 脾胃湿热证症状特征临床研究 脾胃湿热证,是指湿热蕴结脾胃,脾失健运,胃失纳降而形成的病证,是临床常见的脾胃实证[135]。元代朱丹溪指出"六气之中,湿热为病,十居八九",流行病学调查也发现脾胃湿热证发病率较高[136],脾胃湿热证研究在脾病研究中占有非常重要的地位。

(1) 慢性胃炎脾胃湿热证症状特征临床研究:脾胃湿热证是慢性胃炎最常见的临床证候之一。近年来许多学者对慢性胃炎脾胃湿热证进行了大量研究,也在其症状特征研究方面取得了可喜的成绩,例如张平等[137]综合文献和临床研究制定了慢性胃炎脾胃湿热证诊断内容,特异症状为胃脘胀满或胀痛或灼痛或隐痛、肢体困重、口苦、口渴少饮、口臭、便溏不爽、纳呆,舌象、脉象特征为舌边尖红伴点刺、苔黄厚或腻、脉滑数或滑或濡数,具备以上特异性症状 1 项加舌象、脉象可诊断慢性胃炎脾胃湿热证。周慧敏[138]也拟订了慢性胃炎脾胃湿热证分级量化标准为脘腹胀满或疼痛(3 分)、舌苔黄腻(17 分)、口渴少饮(6 分)、口苦(5 分)、大便溏(3 分)、恶心欲呕(4 分)、肢体困重(5 分)、食少纳差(2 分)、舌质红(4 分),根据以上项目相加分数分级得出脾胃湿热证轻重程度。王忆勤等[139]通过大样本临床流行病学调查,结合多元数理统计方法,确立了慢性胃炎脾胃湿热证的重要性症状由大到小依次为舌红、苔黄、苔腻、口黏腻、小便黄、便秘、大便干结、面色红、肢体困重。

此外还有林传权、万莹等[140-141]均研究发现慢性胃炎脾胃湿热证主要症状有舌苔黄腻、脉滑或濡、胃胀、脘腹疼痛等。

（2）功能性便秘脾胃湿热证症状特征临床研究：功能性便秘证型以脾胃湿热证最多[142]，多位学者对其症状特征进行了研究，如王芳等[143]对60例脾胃湿热型功能性便秘患者的症状特点进行分析，结果显示患者最常见的症状依次为排便不尽感和排便不畅。陈欢[144]通过对204例脾胃湿热型与非脾胃湿热型功能性便秘患者进行临床对比研究，得出脾胃湿热型患者排便不尽感更突出，而非脾胃湿热型排便次数减少症状更突出。刘杨[145]也研究得出脾胃湿热型慢传输型便秘的排便费力和便秘症状程度均低于非脾胃湿热型。吴宛蔚[146]对99例湿热型功能性便秘患者的临床特点进行分析，结果显示有便意却排不出大便是湿热型便秘患者最痛苦的症状，且患者多合并焦虑、抑郁状态以及睡眠障碍。

（3）其他疾病脾胃湿热证症状特征临床研究：在其他疾病脾胃湿热证症状特征中，也有学者进行研究，例如庄高福[147]通过210例的临床病例观察，发现复发性口腔溃疡、慢性胃炎、消化性溃疡、溃疡性结肠炎、肠易激综合征这5种疾病脾胃湿热证的共有症状均以舌苔黄腻为主，兼有大便异常或食欲减退或脘腹痞满等。黄惠娥[148]对327例厦门部分地区消化性溃疡出血患者进行统计分析，结果显示脾胃湿热证主要症状为大便漆黑、渴不欲饮、口苦、头身困重、尿黄、舌红、苔黄腻、脉滑数，其中最明显的症状是胃脘胀闷、口干口苦。黄绍刚等[125]统计得出脾胃湿热证主要症状为腹痛即泻、泻后痛减、泻下急迫、泻而不爽、粪色黄而臭、口干口苦、小便黄、烦渴引饮、肛门灼热、舌红、苔黄腻、脉滑。

历代中医文献对脾病症状特征论述颇多，《素问·藏气法时论》有云："脾病者，身重，善饥肉痿，足不收行善瘈，脚下痛；虚则腹满肠鸣，飧泄食不化。"《金匮要略》中涉及的脾系疾病内容丰富，包含17个篇章20余种疾病[149]，现代医家也做出了许多贡献。

脾虚证最重要的临床症状特征是食欲减退、大便稀溏和食后腹胀，其中脾阳虚在此基础上还有畏寒，脾不统血另有出血等症状。由于证是体现在疾病过程中的，疾病不同，其证候中主要症状、舌脉表现也不尽相同，但仍有一定规律可循。以慢性胃炎脾虚证为例，其最主要的症状是脘腹胀满或疼痛、便溏、食欲不振，慢性胃炎脾气虚证舌象特征为舌质淡或胖，有齿印；溃疡性结肠炎与肠易激综合征脾虚证最主要的症状均为腹胀腹痛、腹泻、肠鸣，其不同之处在于肠易激综合征与肝郁脾虚证最密切相关,症状随抑郁或紧张等情绪出现而发作或加重;功能性消化不良脾虚证最主要的症状为胃脘胀满和胃脘疼痛;癌症脾虚证最主要的症状为神疲乏力、食欲减退。此外,脾胃湿热证在不同疾病的症状特征也有共同点,例如慢性胃炎脾胃湿热证最主要的症状为脘腹胀满或疼痛、肢体困重、舌苔黄腻、脉滑或濡;功能性便秘脾胃湿热证最主要的症状为排便不畅和排便不尽感;慢性胃炎、消化性溃疡、肠易激综合征这3种疾病脾胃湿热证的共同症状均以舌苔黄腻为主,兼有大便异常,或食欲减退,或脘腹痞满等。

脾虚证与脾胃湿热证在同一疾病的症状特征中也有相同点和不同点,例如慢性胃炎脾虚证与脾胃湿热证特异症状均有脘腹胀满或疼痛、便溏等,不同之处在于脾胃湿热证以舌苔黄腻为主,脉滑或濡,脾气虚证舌质淡或胖,有齿印。笔者认为两证型组主要鉴别在舌脉象。

(朱春梅)

(四)肺系疾病及不同证型问诊症状特征研究

中医学认为,肺主气,司呼吸;肺主宣发肃降,通调水道;肺朝百脉,助心行血;肺开窍于鼻,其液为涕;肺与大肠相表里。其生理功能出现异常,主要的临床病变特征为呼吸功能异常和水液代谢障碍。肺系不同疾病及不同中医证型,其主要的问诊症状特征亦有异同。

1. 肺系疾病常见问诊症状

(1)咳、喘、痰是肺系疾病重要的定位症状:徐征等[150]对2 081例肺系临床病案进行统计分析,同时综合中医诊断学专家意见,认为咳、喘、痰是肺系疾病很重要的定位症状;其他重要症状有鼻塞、鼻流清涕、鼻流浊涕、鼻流腥臭脓涕、喷嚏、恶寒发热、声音嘶哑、语音重浊、咽喉肿痛、咽痒、胸闷、胸痛、身肿头面尤甚等,一般症状可见皮肤干燥、皮肤瘙痒、皮肤斑疹、周身酸痛、便秘、泄泻、舌质淡红、舌苔薄、脉浮等。研究提示辨证中应突出"从症辨证"的重要性。

郜峦等[151]纳入152篇临床文献,在"肺与大肠相表里"理论指导下探索肺系疾病症状之间的关系,运用关联规则进行数据挖掘后发现,肺系症状一元频繁项集前5位分别为咳嗽、气喘、舌红、大便秘结、发热,二元频繁项集前3位分别为气喘、咳嗽,发热、咳嗽,舌红、咳嗽。

(2)不同肺系疾病其主要问诊症状异同:在诊断肺系疾病时,应抓住主要症状。余云昶[152]选取1 212例古今医案,运用Logistic多元回归运算探讨病—症关系与病—证关系,发现其中咳嗽病的主要表现是咳嗽、壮热和有痰等症状。喘病的主要表现是气喘、咳嗽、哮鸣、动劳气急、不得平卧、下肢浮肿、痰鸣、痰稀、呼吸急促和胸闷。肺胀主症为呼吸困难、气喘、动劳气急、胸闷和心悸。肺系常见疾病的主要问诊症状如下。

1) 支气管哮喘:张晨等[153]观察哮喘患者的四诊症状,发现哮喘主要问诊症状为气喘、胸闷、喉中痰鸣,可伴见动则喘甚、少气懒言等症。张薇君[154]对周仲瑛辨治哮喘缓解期患者的规律进行了探讨,运用关联规则进行挖掘后发现喷嚏与鼻痒、咳嗽与喷嚏、口干与鼻痒、口干与胸闷常伴随出现。晁恩祥[155]在临证中认识到咳嗽变异性哮喘的主要症状为阵咳、咽痒与气急。

2) 慢性支气管炎:王闪闪[156]对360例慢性支气管炎患者进行研究,发现夜间咳或干咳、痰白量少、轻度喘息、胸闷、纳呆食少为其主要症状,而舌象以舌胖大、舌淡苔薄较为显著,脉象主要见细脉、沉脉、滑脉。有研究者[157]对症状、舌、脉共102个显变量构建症状隐结构模型,得到13个隐变量,26个隐类,3个综合聚类模型。常见三联症主要为厚苔、大便秘结、盗汗。隐结构模型为中医证候分类提供了客观化依据,为中医临床证候标准的建立提供了参考。

3) 慢性阻塞性肺疾病:有研究[158]采用关联规则对慢性阻塞性肺疾病急性加重期进行症状间关联研究,发现咳嗽、喘息为其定位性症状。有研究者[159]对慢性阻塞性肺疾病急性期和稳定期进行对比研究,发现急性期、稳定期的共同主要症状为咳、痰、喘,急性期的症状多且重;急性期具有本虚标实的证候特点,稳定期则以虚证为主。王至婉等[160]基于贝叶斯网络对慢性阻塞性肺疾病进行研究,发现不同证型之间的临床症状稍有不同:风寒束肺证主症为恶寒,常伴无汗、鼻塞;外寒内饮证常见症状为痰清稀、肢体酸痛、恶寒等;痰热壅肺证以痰色黄、舌苔黄腻、脉数等症状和体征较为显著;痰浊阻肺证痰多的概率最大;痰蒙心窍证以神志异常为主要鉴别点;血瘀证主要见于舌有瘀斑、舌下经脉迂曲粗乱。有研究者[161]对岭南地区慢性阻塞性肺疾病主要症状分布进行研究,发现常见症状依次为气短、喘息、咳嗽、乏力、痰多、胸闷、发热、便溏、脘腹胀满。晁恩祥[155]在临证中认识到慢性阻塞性肺疾病主要表现为咳、痰、喘,肺间质纤维化的主症为咳嗽、气短、口吐涎沫。

4) "非典":张晓梅等[162]分析65例"非典"患者的临床症状,根据病情变化可分为3期,初期以高热为临床特点;中期高热减退,以呼吸困难、憋气喘息为症状特点;后期憋气、喘息明显好转,多数患者出现五心烦热、咽喉干燥、气短疲乏等证候。杜万君等[163]研究发现"非典"患者在急重期以胸闷、气短、干咳无痰、失眠、纳差、全身酸痛乏力为主要临床表现,舌脉象以舌红、苔腻、脉滑数较为显著,提示急重期常见湿热实证。而对确诊"非典"已康复的患者研究发现,疲乏、气促、动则尤甚、脱发、记忆力下降、关节疼痛或肢体酸痛等是其主要临床表现[164]。因此辨治"非典"要注意分期,不同阶段采用有针对性的治疗措施。

5)甲型 H1N1 流感:梁腾霄[165]通过对 200 例甲型 H1N1 流感患者的症状进行观察分析,并与普通感冒患者进行比较,发现两组在发热、咽痛、肢体困重、头重如裹或头沉、恶风、恶寒寒战、头痛、鼻塞、流涕、口渴的分布差异存在统计学意义($P<0.01$);甲型 H1N1 流感患者症状会随季节变化,冬季患者出现肢体困重、头重如裹、恶风、恶寒比例较夏季与秋季增加,提示甲型流感病机为热毒夹湿,侵犯肺卫。韩艳武等[166]探讨了甲型 H1N1 流感患者在内伤基础下的中医症状特点,发现肺系内伤组咳痰急性加重,肺部啰音、咽部充血突出,危重症发热不显著,多见咳痰、脉数、胸闷憋气、气短;心系内伤组咽部充血、咽痛及胸闷憋气、疲倦乏力较显著;肾与膀胱内伤组胸闷、湿啰音、痰中带血表现较为突出;消渴内伤组喘促、憋闷、气短较显著;肝胆内伤组轻者表现为咳痰、肌肉酸痛、腹泻,重者表现为尿黄、倦怠乏力。郭亚丽等[167]基于文献对新型甲型 H1N1 流感进行中医证素特征研究发现,以发热、咳嗽、咽痛等较为显著,次症主要表现为鼻塞、流涕、鼻涕、头痛等,但南、北方有一定差异,北方的寒湿之象少见,而南方恶寒、头痛、肢体困重、咳痰、倦怠嗜睡等寒湿遏表之象相对多见。

6)新型冠状病毒肺炎:陈灵团队[168]通过对 130 例新型冠状病毒肺炎(COVID - 19)患者的临床表现进行分析,发现最主要的症状为咳嗽、发热、胸闷、喘气、乏力、咯痰等,判断湿热为主要病机。严光俊团队[169]对 332 例普通型新型冠状病毒肺炎患者建立证候指标数据库,运用统计学方法分析得到入院首诊临床症状以发热 233 例(70.2%)、咳嗽 200 例(60.2%)为主,而这其中绝大多数患者为中低热 205 例(87.9%),咳嗽患者以干咳为主者 100 例(50%);除此之外,还有倦怠乏力、咽干咽痛、少痰、纳差、胸闷等症状对于诊断新型冠状病毒肺炎具有指导意义。崔寒尽团队[170]分析 181 例新型冠状病毒肺炎重症患者的四诊信息,认为证候要素由高到低依次为胸闷(75.14%)、气促(69.61%)、口干(62.89%)、口苦(56.91%)、干咳(55.80%),而且认为新型冠状病毒肺炎重症患者肺系症状与脾胃系统症状显著相关($r=0.42$)。

2. 肺系疾病不同中医证候的症状特征研究

(1) 肺系疾病的中医证候分类

1) 肺胀的中医证候分类：于会勇[171]对 196 例肺胀患者的四诊信息进行主成分分析，发现有 19 个主成分的特征值大于 1，累积贡献率为 70.004%。并将 54 个症状聚为 6 个症状群，其中 5 个症状群可归纳为类阴虚证、类气虚血瘀证、阳虚水停证、类脾肾两虚证、类痰热壅肺证，研究结论基本与临床辨证一致。有研究发现肺胀稳定期实性证素以痰、湿、饮较为常见，虚性证素常见于气虚、阳虚，阴虚、血虚相对较少，与中医本虚标实的病机基本一致[172]。赵文翰等[173]研究发现肺胀患者多表现为虚实夹杂证候，虚证前 3 位依次为肺脾肾虚证、肺脾两虚证和肺气亏虚证，实证前 3 位依次为痰湿阻肺证、湿热瘀阻证和痰热壅肺证，提示痰、虚、热、瘀是肺胀患者的主要病性证素。

2) 慢性支气管炎的中医证候分类：陈丽平[174]采集 1 274 例名老中医辨治慢性支气管炎病案，用 Lantern3.1.2(孔明灯)隐结构分析软件对症状建立隐结构模型，其中 84 个一般症状建立模型后得到 20 个隐变量，39 个隐类，7 个综合聚类模型，证型有痰热蕴肺证、风寒犯肺证、痰浊阻肺证、痰瘀互阻证、脾气虚证、寒痰阻肺证、肺胃阴虚证。有研究[175]对现代名老中医诊治慢性支气管炎的相关文献进行分析发现，其常见证候为肺气虚证、风寒袭肺证、肺脾气虚证、肺阴虚证、寒痰阻肺证、痰热蕴肺证、痰浊阻肺证、外寒内热证，其中寒痰阻肺证与外寒内热证出现频率较高，研究得出的规律对慢性支气管炎诊疗有一定的参考价值。

3) 哮喘的中医证候分类：史锁芳等[176]收集 430 名支气管哮喘患者的四诊信息，用 Amos 软件建立模型并进行验证性因子分析，结合临床实际，以标准回归系数 0.4 作为主次症界值，将支气管哮喘分为寒饮伏肺证、痰热蕴肺证、风痰阻肺证、肺肾气虚证及脾气不足证。张晨等[153]使用结构方程模型对哮喘的四诊信息进行分类，结果发现寒痰阻肺证、痰热郁肺证、风痰阻肺证、痰瘀阻肺证、肺肾两虚证为哮喘的临床基本证型，且各证型指标构成有所重叠，提示证候间存在兼夹与转化。张薇君[154]对哮喘缓解期患者进行观察，发现患者以风痰伏肺证、气阴两虚证等为主要证候。

4) 肺痿病的中医证候分类：蔡永敏等[177]探讨肺痿病证候特征，应用因子分析方法探索症状之间的相关性，认为肺痿病主要存在心脾两虚证、寒痰阻肺证、阴虚肺热证。李建生等[178]基于现代名老中医诊治肺痿的文献研究发现肺痿常见证候主要为肺气阴两虚证、肺阴虚证、痰热壅肺证、肺气虚证、肺胃阴虚证和痰瘀阻肺证。上述研究表明肺痿的证候分类有一定规律性,可为中医诊疗提供一定参考依据。

（2）肺系疾病不同中医证型的症状特征

1）痰湿证的症状特征：刘莹[179]统计 113 例肺系病痰证的症状,发现主要症状为咳痰、喉中痰鸣、舌苔腻、脉滑,其中咳痰与喉中痰鸣显著高于其他系统痰证（$P<0.01$）,提示咳痰、喉中痰鸣为肺系病痰证的特征症状。王至婉等[180]基于关联规则分析慢性阻塞性肺气肿临床症状与证型的相关性,发现咳嗽、痰有泡沫、气短、喘息气急、痰多对痰湿证的支持度较高。

2）虚证的症状特征：刘伟[181]收集 237 例肺系疾病患者资料,结果发现虚证出现问诊症状的频率依次为咳痰无力、气短声低、咳嗽、易感冒、少气懒言、五心烦热、神疲乏力、喘息、咳痰等。李洋等[182]选取 828 例肺系病案,将 580 例作为"训练数据",248 例作为测试数据,将所有可能出现的症状进行格式化处理,运用 Microsoft 神经网络进行数据挖掘,探索肺系病症状与证候的关系,发现肺气虚证出现咳声低微的概率为 86.63%。有研究者[183]对病性证素与症状进行相关性分析发现阴虚主要与盗汗、乏力、急躁易怒呈正相关,而与畏寒肢冷、唇色淡白呈负相关性。

3）血瘀证的症状特征：栾婷婷[184]收集 200 例肺系疾病患者病历资料,发现血瘀证患者问诊症状出现频率由高到低依次为喘、嗽、痰中带血或咯血、胸痛胸闷等。王至婉等[185]基于贝叶斯网络图及条件概率研究发现对血瘀证贡献度较大的是面色紫暗、口唇青紫、舌质紫暗或暗红、舌有瘀斑、舌下静脉曲张,提示血瘀证的辨证依据多为望诊信息（舌象及面色等）。

4）少阳郁热证的症状特征：赵国磊等[186]观察并分析 2 733 例哮喘患者,总结出少阳郁热证等新证型,并发现少阳郁热证存在咳嗽、喘息在清晨加重、口苦、咽干等特点。

5）痰热阻肺证的症状特征：孙媛媛等[187]收集 205 例急性呼吸窘迫综合征（ARDS）患者资料,运用 Apriori 算法对不同访视点患者证型之间的关系进行关联规则分析,发现痰黄质黏、痰难咯可以推测出痰热壅盛证候,腹胀、便秘等肠系症状也可推测出痰热壅盛证。王至婉等[180]根据文献整理与预调研结果发现痰热阻肺证,根据 Logistic 回归分析结果,$OR\geqslant3$ 的症状有痰多色黄、胸闷,$OR>1$、$OR<3$ 的症状有发热和痰多。

综上所述,肺系疾病以咳、痰、喘为其定位性症状,不同肺系疾病的症状特征有其独特规律,如支气管哮喘还可见胸闷、喉中痰鸣等,慢性支气管炎还可见纳呆食少、舌胖大、舌淡等,慢性阻塞性肺疾病还可见气短、乏力等,"非典"可见高热、纳差、呼吸困难等;其证型多见虚实夹杂证,虚性证素以气虚、阳虚、阴虚为主,而实性证素常见痰、湿、饮等,且不同中医证候有其标志的中医症状特征,如痰湿证可见咳痰、喉中痰鸣、苔腻、脉滑,虚证以咳痰无力、气短声低、少气懒言、神疲乏力较为常见,血瘀证主要见痰中带血、咯血、面色紫暗、舌紫暗或暗红、舌有瘀斑,痰热阻肺证见痰黄质黏难咳、腹胀、便秘。

（王寺晶　高　慧　牛兢斌）

（五）肾系疾病及不同证型问诊症状特征研究

中医肾系疾病的范围较广,包括水肿、癃闭、关格、溺毒、虚劳等多种内科疾病[188],亦包涵了西医学肾小球疾病、肾病综合征、狼疮性肾炎、慢性肾脏病等一系列肾脏疾病的临床表现。《黄帝内经》云"肾藏精,精舍志""夫水者循津液而流也,肾者水脏,主津液",在理论上说明了肾和精气、水液、津液之间的密切关系,阐述了肾病的病因和病机。肾系疾病临床表现隐匿、辨证分型困难,有赖于辨病结合辨证论治。中医的辨证病位,不能单纯理解为解剖定位,而更是一种系统定位[189]。

1. 肾虚证临床研究　《素问·六节藏象论》和《素问·上古天真论》明确提出了肾主藏精以及肾气盛衰为生命之关键。《素问·六节藏象论》曰:"肾者,主蛰,封藏之本,精之处也;其华在发,其充在骨,为阴中之少阴,通于冬气。"历代医家秉承了《黄帝内经》对衰老的认识,并提出"肾为先天之本""阴阳之根"的主张。肾脏本身少实、多虚、易虚,故而钱乙强调肾主虚。肾主水,为封藏之根本,既藏有胃脾运化的水谷精微,又藏有先天生殖之精。肾精是维持人体正常生命活动的基础物质,对促进生殖、生长及发育具有重要意义。肾精一旦耗损,则补培不易。加之随年龄增长,机体逐渐衰减,故而肾精多虚且易虚。

（1）肾虚证症状特征研究:肾虚是指肾的精、气、阴、阳虚衰不足,常见证候包括肾精不足、肾气虚（肾气不固、肾不纳气）、肾阴虚和肾阳虚等。肾虚病位在肾,但广泛涉及中西医学诸多疾病,男、女、老、幼无所不及。肾虚证是现代中医学的规范用语,其概念的形成与现代中医疾病和诊断体系的确立有关,通常指肾气、肾阴、肾阳不足所致的各种证候[190]。

张文富[191]将60岁以上亚健康老年人1 238例作为研究肾虚证的子人群

进行流行病学研究,在肾虚诸症状中,腰酸、肢软排名前 4 位,可作为诊断肾虚的重要标准,充分体现了"肾主骨生髓""齿为骨之余""肾其华在发""发为血之余"等观点。排前 10 位的症状分别是肢软、腰酸、齿摇、发脱、夜尿频多、健忘、发白、失眠、老舌、尺脉不足。重度肾虚最可能出现的十大症状分别是健忘、夜尿频多、腰酸、肢软、失眠、尺脉不足、行动不便、发白、齿摇、发脱。表现为轻度的比例大于无症状所占例数的症状有腰酸、苔白、肢软、发脱、脉无力、苔少、发白、失眠、老舌、夜尿频多、尺脉不足、健忘。这些症状大多都是肾虚证的临床表现,也是老年人最常见的症候群。在 52 例亚健康状态肾虚证患者中,亚健康状态肾虚证的主要临床症状依次是腰部酸痛、腿膝酸软、疲倦乏力、失眠、脱发、手足心热、头晕、咽干、性欲减退、大便干、盗汗、畏寒、手足冷、夜尿多、耳鸣[192]。肾阴虚证作为临床常见证候,多见于腰痛、眩晕、耳鸣耳聋、月经病、绝经前后诸症等病,亦见于西医肾病、耳部疾患、高血压、妇科病。于立志[193] 对中国知网数据库(CNKI)、万方数据库和维普数据库 1989—2009 年发表的有关肾阴虚证的文献进行整理分析,总结归纳腰膝酸软、耳鸣、舌红少苔、脉细数、失眠、五心烦热、咽干口干等为出现频次较高的症状。赵铁牛等[194] 以与肾关系密切的涉及腰痛、淋证、崩漏、绝经前后诸症、消渴和癃闭 6 类病证 108 例患者为研究对象,经主因子分析法统计,手足心热、心烦、眩晕、神疲、乏力、腰膝酸软、失眠、烘热、盗汗、潮热、口干、咽干、大便干结、小便短赤、耳鸣、健忘反映患者肾阴亏耗、阴亏失养的特征。

谭从娥等[195] 请 3 名不同职称中医师对 54 例有效调查对象辨证分析,评判肾阳虚证一致性较好的症状主要为腰痛酸软、四肢发冷、面目水肿、下肢水肿、五更泄泻、久病咳喘和夜尿频多。谭从娥[196] 又通过对 4 140 例老龄人的调查,发现腰痛酸软在老龄人群中出现频率较高(49.2%),而且与肾阳虚证其他主症的出现存在着较高的一致性,包括四肢发冷、畏寒怕冷、小便清长、头晕目眩、久病咳喘、下肢水肿、夜尿频多、完谷不化等。严石林等[197-198] 根据中医肾阳虚临床辨证症状学资料,编制了包含 40 项条目的中医肾阳虚证量表,并证实该量表具有良好的信度和效度;2004 年该课题组制定了肾阳虚证辨证因子和半定量化操作标准的定性与半定量诊断,开展了肾阳虚证辨证诊断的专家评价研究,重新确认了肾阳虚证在临床最常见的 33 个辨证因子[199-200]。

(2) 不同疾病肾虚证症状特征研究:肾虚病位在肾,但广泛涉及中西医学诸多疾病,男、女、老、幼无所不及。有学者检索 1991—2010 年 20 年间国内发表的肾虚相关文献,通过聚类和可视化结果统计分析,肾虚证候与不孕不育、阳痿、更年期综合征、腰痛、哮喘、月经失调、遗尿、痹证、崩漏、功能失调性子宫出血等中医病症关系密切,与不孕不育、骨质疏松、糖尿病、贫血、肾衰、肾炎、哮喘、高血压、前列腺炎、骨关节炎等西医疾病存在密切联系[201]。

秦玉花等[202]对783例2型糖尿病患者进行肾虚证量表调查,对肾虚辨证因子及等级量化总积分等计量资料进行比较分析,19个症状因子最终指向3大类,进一步根据定性定位辨证结果可知其共性特征是肾虚证。其中第1大类肾阳虚伴气虚证主要症状有面色淡白、精神萎靡、面目浮肿、白天尿频、盗汗、耳鸣、齿松发脱、痛处拒按;第3大类肾阴虚伴肾精亏耗证主要症状涵盖有潮热、心悸、舌上津少、大便溏稀、畏寒、四肢发冷、腰背发冷、行动不便、腰痛、久病不愈、早衰、咳喘痰清、痴呆、小便清长等症状。张辉等[203]编制肾虚调查量表调研460例糖尿病患者,结果显示腰痛酸软可作为糖尿病肾虚证的定位症状,五心烦热、盗汗、两颧发红、潮热、齿松发脱、健忘、少津、夜尿频多、肢冷畏寒、耳鸣、精神不振、腰痛酸软可为诊断糖尿病肾虚证提供有力的依据。

聂广宁等[204]从2001—2006年共收集中国9个城市绝经综合征肾虚证患者病例769例,按照证候诊断标准分为肾阴虚、肾阳虚两种证型,肾阴虚患者较肾阳虚患者血管舒缩症状重且影响更大($P<0.05$),而肾阳虚患者的机体功能减退、性行为及泌尿系症状较肾阴虚更为严重。李健阳等[205]收集1 419例绝经后骨量减少妇女临床资料,证型排名第1的为肾虚,包括肾阳虚与肾阴虚。排名前20位的症状从高到低依次为健忘、腰脊痛、腰膝酸软、下肢抽筋、发脱齿摇、口干咽燥、双目干涩、倦怠乏力、肢体麻木、头晕、失眠、急躁易怒、多梦、心悸、畏寒肢冷、耳鸣、目眩、胸闷、起立时头昏、五心烦热。

张向磊等[206]研制高血压病肾阳虚证的诊断量表,其中阳虚维度4个条目,分别为形寒肢冷、小便清长、月经改变/滑精遗精、性欲淡漠,临床检验信度以及效度良好。张向磊等[207]对高血压病肾阴阳两虚证候客观化进行专科论证,通过专家意见集中程度筛选的28个条目中,精神倦怠、头晕、头痛、健忘、眼花、耳鸣、口干、心烦、失眠、腰膝酸软等条目变异系数介于0～0.25,提示专家意见协调程度高,评价结果可信度较高。

刘奕等[208]采用自行设计的肾阳虚证、肾阴虚证发病因素和症状、舌脉调查表对148例不孕症受试者进行病因与症状调研关联分析,结果显示不孕症肾阳虚证患者中,具备强关联规则的包括饮食不节→畏寒、肢冷,压力过大→畏寒、肢冷,人流不当→畏寒、肢冷;肾阴虚患者中,具备强关联规则的包括压力过大→手足心热。

2. 肾实证临床研究

(1) 肾实证症状特征研究:《素问·六节藏象论》曰:"肾者,主蛰,封藏之本。"自宋代钱乙提出"肾主虚,无实"观点以来,后世医家多崇之,认为肾为先天之本、五脏阴阳之本,藏真阴而寓元阳,宜秘藏,不宜过泄耗伤,故部分医家主张"肾无实证,有补不可泻"的观点[209]。目前越来越多的医家已经认识到,当邪气亢盛,壅结于肾,成为疾病矛盾的主要方面之时,即可引发肾实证[210]。从历代中医文献可以发现,关于肾实证的记载可溯源至《黄帝内经》,如《灵枢·本神》曰:"肾气虚则厥,实则胀。"《灵枢·胀论》谓:"肾胀者,腹满引背央央然,腰髀疼。"所论述都是肾实证的表现[211]。结合肾脏病理、生理特点,可将肾实证大致分为4类[212-214]:① 肾司二便、主水功能失常,引起淋证、癃闭及水肿等证,如许多医学典籍中记录的"肾风""肾满"等病。② 肾主生殖、藏精功能失常,导致早泄、遗精、不育、阳痿、崩漏及带下等证。③ 耳及肾之外府病变:肾开窍于耳,腰为肾之外府,肾实证可表现为腰背疼痛、耳聋。④ 肥胖、积聚等证也属肾实证。

王亚霞[215]基于数据挖掘分析古代文献中肾实热证的症状及方药运用规律,归纳整理了《中华医典》中医经部分、本草部分、方书部分共计228本古代医籍,肾实热证主要症状为心烦、小便不利、口渴、发热、腰痛不利、小便黄赤、四肢肿胀等。张秀[216]认为毒邪所致肾系疾病以毒邪壅肾,气化失调,水液代谢紊乱为其基本病机,以腰膝酸软、小便异常、水肿为主要临床表现。崔幸琴等[211]将肾实证临床分为3型,肾风型症见眼睑浮肿,继则四肢及全身浮肿,来势迅速,肢节酸重,小便不利,多伴有恶寒、恶风、发热等,或咳嗽而喘,或咽喉红肿疼痛;肾湿热型症见小便频数、热灼、刺痛、淋沥不畅或排尿时突然中断、尿道刺痛、小腹拘急,或腰腹绞痛难忍甚则尿中带血、口渴不欲饮、大便不畅;肾实火型症见小便频数涩痛、遗精、白浊或阴囊湿疹,或睾丸肿胀热痛,或带下黄臭、外阴瘙痒、心烦口渴、大便干燥。

(2) 不同疾病肾实证症状特征研究:不受以前"肾无实证"的影响,将肾寒证、肾湿证及肾瘀血证列入,同时将膀胱证列入肾系中,如膀胱湿证、膀胱热证、膀胱瘀血证等。张文等[217]认为在临床上,肾实证亦不鲜见,可见于内、外、妇、耳鼻喉等科的疾病中,并用泻肾法治疗遗精、前列腺肥大、黄疸等病,证明肾实证的存在。

周安方[218]认为老年病的临床表现可归纳为肾虚证与肾实证,其中肾实证常见证候有气滞血瘀证、湿热内蕴证、水湿内停证、寒湿闭阻证、痰浊壅盛证。气滞血瘀证主要症状有头痛、胸痛、癃闭;湿热内蕴证主要症状有尿频、尿痛,特点是常伴尿急、尿灼,且反复发作、缠绵不愈;水湿内停证主要症状有水肿、腹胀,特点是腹胀是以脐腹为主、与进食无关;寒湿闭阻证主要症状有骨痹、腰痛、子痛,特点是痛处冰冷、痛而沉重、房劳加重;痰浊壅盛证主要症状有咳嗽、气喘、眩晕、痴呆。谭达全等[219]认为尿石症亦有可能是由肾实证引起的,湿热下注证症见腰腹绞痛、小便频急涩痛、尿中带血或排尿中断、解时刺痛难忍、大便干结;气滞血瘀证症见腰痛发胀、少腹刺痛、尿中夹血块或尿色暗红、解时不畅。司富春等[220]收集整理 1979 年 1 月至 2014 年 2 月中医诊治前列腺癌的文献资料,总结出前列腺癌的证型和症候群、证候要素和脏腑病位,76 篇文献共得证型 31 个,其中膀胱湿热证频数明显高于其他证型,症状聚类分析统计其症候群为小便黄赤、小腹胀满。

3. 常见肾系疾病不同证型问诊临床研究

(1) 常见原发性肾小球疾病

1) 慢性肾小球肾炎:王剑飞等[221]运用因子分析提取由问卷调查获得的 200 例慢性肾小球肾炎患者的四诊资料,获得慢性肾小球肾炎所属证候的分布情况,如表 4-1。

表 4-1　13 个公因子所属证候的分布情况

组别	公因子	问诊有关症状	所属证候
标实证	F10	小便黄赤、手足抽搐、肢体麻木	湿热、瘀血
	F1	胸胁胀满、心烦易怒、大便干结、脘腹胀满、头晕耳鸣	肝郁气滞、肝郁化火
	F3	口干不喜饮、水肿、肢体困重	水湿
	F4	肢体麻木	瘀血、毒邪
	F9	怕热汗出、痰多、手足抽搐	肝火、痰浊
	F5	口苦口黏、大便黏滞、小便黄赤、口干不喜饮	湿热、水湿
本虚证	F8	易感冒、慢性咽炎、扁桃体炎	气虚
	F6	潮热、盗汗、五心烦热	阴虚

续　表

组别	公因子	问诊有关症状	所属证候
本虚兼	F13	肌肤甲错、少气乏力、面色萎黄	瘀血、脾气虚
标实证	F2	腰骶部隐痛(休息后缓解)、畏寒肢冷、夜尿清长、失眠健忘、痰多	肾阳虚、痰浊
	F7	眼干或视物不清、手足抽搐、头晕耳鸣	肝阴虚、肝风内动
	F11	腰部刺痛(活动后减轻)	瘀血、脾气虚
	F12	皮肤瘙痒、食少纳呆	风邪、脾气虚

2) IgA 肾病：聂莉芳等[212]用临床流行病学的研究方法,对 IgA 肾病患者进行多中心横断面调查问卷,其中包括问诊证候变量的有 4 个公因子,类气阴两虚证,耳鸣、心悸、口干喜饮、头晕、咽干痛、手足心热、盗汗、自汗、易感冒;类肾阳虚证,浮肿、夜尿多、腰膝酸痛、神疲乏力、腰膝冷痛;类风热袭肺证,咽喉肿痛、发热不恶寒、肉眼血尿、咳嗽;类大肠湿热证,里急后重、泻下臭秽、腹痛即泻。聂莉芳等[223]其后又对 IgA 肾病气阴两虚类证候进行了证候分布研究,通过聚类分析和主成分分析,气阴两虚偏于气虚证的主症为神疲乏力、纳差、自汗、畏寒、咽干痛、腰酸痛,气阴两虚并重证的主症为易感冒、咽干痛、自汗、腰酸痛、纳差、手足心热,气阴两虚偏于阴虚证的主症为腰酸痛、大便干、手足心热、目干涩、咽干痛、神疲乏力(症状按权重排序)。在 IgA 肾病气阴两虚证中偏阴虚的患者比例较大。

同时期由陈香美[224]牵头,对 8 家医院确诊的 1 016 例原发性 IgA 肾病患者进行了多中心的中医证候流行病学调查。经频次分析,IgA 肾病发生概率大于 10%的 30 个中医症状包括口干咽燥、咽痛咽红、自汗盗汗、五心烦热、午后低热、目睛干涩、头晕耳鸣、大便干燥、腰膝酸软、胫酸腿软、口干喜饮、心烦失眠、神疲乏力、易感冒、心悸气短、面浮肢肿、面色萎黄、纳差腹胀、面色无华、畏寒肢冷、夜尿增多、咽喉肿痛、小便黄赤、口黏口干、四肢倦怠、肢体麻木、腰痛、面色晦暗。但未进一步具体分析证候分布情况。

近年,陈明等[225]多中心采集 354 例 IgA 肾病患者的中医四诊资料,采用因子分析与聚类分析等统计学方法进行中医证候非线性降维研究,总结出 IgA 肾病的 5 个中医证候群,即脾肾阳虚兼瘀血类、脾气虚兼痰湿类、肝肾阴虚类、肺气虚兼风热类和气阴两虚兼湿热类。脾肾阳虚兼瘀血类为畏寒肢冷、食少纳呆、夜尿清长,气虚兼痰湿类为肢倦乏力、脘腹胀满、肢体浮肿、恶心呕吐、大便溏薄、肢体沉,肝肾阴虚类为耳鸣、目睛干涩或视物模糊、头晕、遗精、月经不调、午后低热、潮热或盗汗,肺气虚兼风热类为自汗怕冷、易于感冒、恶寒发热、咳嗽、鼻塞流涕、咽红肿痛,气阴两虚兼湿热类为少气懒言、五心烦热或手足心热、口干咽燥、小便黄赤或灼热或排尿不爽、尿色红赤、口苦。瘀血、痰湿、湿热等证型多依赖于四诊其他部分如舌、脉、面诊等。

3)膜性肾病:谢璇[226]对 100 例原发性膜性肾病患者进行问卷调查,倦怠乏力、水肿、口干、腰酸腿软、畏寒肢冷、胃脘胀满这几个症状为共同的常见症状。本病多起病隐匿,约 20% 为无症状蛋白尿,常见症状提示特发性膜性肾病患者临床可能以这些症状就诊,对其充分了解掌握,能提高本病辨识度及辨症、辨病、辨证论治水平。

(2)常见继发性肾小球疾病

1)紫癜性肾炎:任现志[227]对 81 例紫癜性肾炎患儿病例进行了回顾性研究,通过单变量分析,筛选出常见临床症状主要有镜下血尿、蛋白尿、口干欲饮、咽部充血、皮肤紫癜、紫癜鲜红等,并进一步进行了证候分布特征分析,如表 4-2。

表 4-2　81 例紫癜性肾炎患儿病例证型分布

类　别	四 诊 变 量	问 诊 症 状
Ⅰ(脾肾气虚证)	自汗、易外感、面色少华、舌淡、神疲乏力、便溏、纳少、形体偏瘦、苔薄白、紫癜暗红	自汗、易外感、面色少华、舌淡、神疲乏力、便溏、纳少
Ⅱ(肾阴不足证)	盗汗、苔少或无、五心烦热、面色潮红、脉细数、镜下血尿	盗汗、五心烦热、镜下血尿
Ⅲ(风热扰肾证)	腹痛、便血、呕吐、白细胞计数、血小板计数、发热、咳嗽、脉浮数、苔薄黄、咽部充血、扁桃体肿大、肉眼血尿、蛋白尿	腹痛、便血、呕吐、发热、咳嗽、肉眼血尿、蛋白尿
Ⅳ(热伤肾络证)	皮肤紫癜、紫癜鲜红、皮肤瘙痒、小便色黄、面赤、舌红、口干欲饮、脉数、便秘、关节痛、苔黄	皮肤瘙痒、小便色黄、口干欲饮、便秘、关节痛

2)糖尿病肾病:牟新等[228]对 237 例糖尿病肾病患者进行中医证候学横断面研究,根据聚类分析结果,得出糖尿病肾病常见证型包括肝肾阴虚、气滞痰瘀、气阴两虚挟瘀、肝胃火盛、心肾阳虚 5 类,如表 4-3。

表 4 - 3　237 例糖尿病肾病患者中医证候分布情况

类别	聚类症状
第 1 类	20 耳鸣耳聋;21 身体或脸上发热;22 尿频;23 夜尿多;24 大便干
第 2 类	25 腹泻;26 皮肤瘀斑;27 嗓子有痰;29 爱发怒;31 情绪低落;34 头晕;35 口唇偏暗;37 嘴有黏感;38 身体疼痛;39 面部潮红;40 痤疮或疮疖;41 眼皮肿
第 3 类	3 口干咽燥;8 觉得劳累;10 自汗或动则汗出;11 肢体麻木;28 心烦;30 脚肿;32 胸闷憋气;33 小便不畅
第 4 类	1 咽喉部异物感;2 食欲好;6 视物模糊;7 爱说话;12 怕热;16 眼睛发干;17 手脚心发热;36 口苦
第 5 类	4 心慌心悸;9 腰酸腿软;13 怕冷;18 皮肤干燥;19 腰膝、手脚怕冷

武曦蔼等[229]依据 Mongensen 分期标准将 213 例 2 型糖尿病继发糖尿病肾病的住院病例分为Ⅲ、Ⅳ、Ⅴ 3 期,Ⅲ期出现频次最高的症状为乏力、口渴,其次为糖尿病常见症状如多饮、多尿,可知气阴两虚为糖尿病肾病Ⅲ期最突出的病机特点;Ⅳ期除有乏力、口渴等频次较高的共性症状外,还发现了一个特异性的共性症状——肢体浮肿;Ⅴ期还出现了如食欲不振、头晕、胸闷、恶心等湿浊蕴阻的一些特异性症状,以及夜尿频等阳虚症状和面色萎黄等血虚的表现。

王养忠等[230]采集 120 例糖尿病肾病患者中医证候信息,运用聚类分析、主成分分析探索性研究其四诊信息特征,出现频次最高的前 10 位是倦怠乏力、自汗、少气懒言、咽燥口干、怕热汗出或有盗汗、头晕眼花、性欲减退、五心烦热、小便黄赤、形寒肢冷。

申子龙等[231]收集 158 例早期糖尿病肾病患者的症状资料,应用因子分析结合中医证候学归纳为阳虚证、血虚生风证、气虚证、气虚血瘀证、血虚夹瘀证、湿邪内蕴证、气阴两虚证、阴虚证、痰邪内阻证,如表 4 - 4。

表 4 - 4　158 例早期糖尿病肾病患者证型分布

公因子	问诊症状	病性证素
F1	畏寒肢冷(0.846)、腰膝怕冷(0.852)、面足浮肿(0.602)	阳虚
F2	皮肤瘙痒(0.613)、肢体抽搐(0.699)	血虚、风
F3	神疲乏力(0.832)、少气懒言(0.822)	气虚

续　表

公因子	问　诊　症　状	病性证素
F6	全身困倦(0.605)、头胀肢沉(0.722)	湿
F7	易自汗(0.810)、咽干或口渴(0.521)	气虚、阴虚
F8	手足心热或五心烦热(0.624)	阴虚
F9	夜尿频多(0.777)	阳虚
F11	大便不通(0.775)	无法判断
F12	纳呆呕恶(0.763)	痰

注：F4、F5、F10 主要组成变量无问诊症状。

也有专家研究不同病程阶段糖尿病肾病(DN)的常见证候,如王颖辉[232]收集 301 例糖尿病肾病证候学资料,早期和临床期出现频率变化最大的 5 个症状是面足浮肿、怕热或有盗汗、畏寒肢冷、腰膝怕冷、夜尿频多。对上述 5 个症状进一步分析,将早期 DN 和临床期 DN 中出现该症状和未出现该症状的人数进行卡方检验。在 DN 早期和临床期,面足浮肿、怕热汗出或有盗汗、畏寒肢冷、夜尿频多这 4 个症状出现频率均有显著性差异。研究提示,随着病情由早期演变到临床期,体现阴虚内热,热伤气阴病机的症状逐渐减少,阳虚的症状、证素呈现逐渐增多的趋势,临床期 DN 湿浊证素较早期 DN 逐渐增多。

3) 常见尿路感染性疾病：王怡等[233]对 200 例慢性尿路感染患者进行问卷调查,并使用频数分析、因子分析和聚类分析等多元统计方法分析慢性尿路感染证候规律,症状大致分为 3 个类型,第 1 类(脾肾阳虚兼湿热证)主要症状为畏寒肢冷、神疲乏力、气短懒言、脘腹胀满、尿频、尿急、尿痛、口咽干燥、口苦、小便淋漓不尽、腰膝酸软；第 2 类(下焦气滞证)主要症状为少腹坠胀、少腹拘急疼痛、腰痛；第 3 类(肾阴亏虚证)主要症状为大便干结、少寐、头晕耳鸣、午后潮热。

4) 高血压性肾损害：杨晓萍等[234]观察 110 例高血压性肾损害患者的症状特点,结果显示在高血压性肾损害不同分期中,症状有差异的是气短乏力、泡沫尿、目赤口干、便结溲黄,证型上存在差异的是脾肾气虚证、热邪内阻证,提示热、瘀是影响高血压性肾损害进展的相关因素。

5) 慢性肾功能衰竭：孔薇等[235]按现行慢性肾衰辨证分型方案对 444 例

患者进行证候学研究,列出了慢性肾衰中出现率高且具有鉴别诊断价值的症状。正虚症状中,神疲乏力、腰膝酸痛、纳食欠佳、面色少华、头晕目眩出现频率均明显高于其他症状出现率,该5项症状主要反映了脾肾气虚的本质现象,脾肾气虚通常是其他证的基本证或合并证;而恶心呕吐、肢体浮肿为邪实症状中的最常见症状,明显高于瘀血证表现的舌暗。徐大基等[236]以制表格形式,对179例慢性肾功能衰竭血液透析患者的症状、舌脉象、血瘀、血红蛋白等进行分析调查,将患者分为充分和不充分透析,分析其中医证候特点。充分透析患者中医证象以面黄乏力、少尿、腰膝酸软、皮肤干燥多见,中医证型以正虚为主,兼邪实者偏少。不充分透析患者,中医证象面黄乏力亦多见,而纳呆、腹胀呕吐、身重、头晕较为突出,中医证型单纯正虚少见,虚实兼杂占多数。

"肾为先天之本",历代医家多重视肾系疾病的辨证施治,从病因病机、临床特征、方药特点等出发,提出了许多学术思想,尤其自宋代钱乙提出"肾主虚,无实"观点以来,对于肾虚证的研究无论从中西医结合机制,到证型表现、四诊分析、临证施治,都有大量的学术研究。

（张晓丹）

三、问诊症状特征与西医学检测指标的关联研究

清代医家陈修园认为"问诊乃医家之第一要事",明代张景岳将其视为"诊病之要领,临证之首务"。临床上,面对复杂多变的疾病发展过程,全面收集患者的病情资料,特别是在某些疾病尚未出现客观体征仅表现有自觉症状时,用问诊方法获取诊断疾病线索的效果尤为突出[237]。诊疗疾病需要在有限的时间内对病情做出清晰的判断,因此我们需要快速准确地切入病情,而典型的、特有的症状表现以及血液、生化、影像检查等医学检测指标可以将症状特征与检测指标联系起来,进行疾病的辅助诊断及不同疾病的鉴别诊断。

临床诊疗实践中,我们可以看到一些现象,例如,当有高血压病史的患者头晕明显时,往往会伴随血压升高;发热患者可能存在白细胞升高;颈部肿大、凸眼、情绪异常等症状出现时,甲状腺激素可能有异常。在一些学者的相关的临床实验研究中也发现了问诊症状特征与医学检测指标之间的关联。

（一）非感染性疾病问诊症状特征与检测指标的相关性

汪元等[238]观察54例类风湿关节炎(RA)患者血小板参数的变化,及其与病情活动指标、临床症状的相关性,发现活动期RA患者血小板计数(PLT)与

关节疼痛、关节肿胀、口唇紫暗、肌肤甲错、舌体出现瘀斑或瘀点等症状显著相关,血小板压积(PCT)与口唇紫暗、肌肤甲错相关,血小板平均体积(MPV)与关节肿胀、口唇紫暗、肌肤甲错呈负相关,腰椎管狭窄症患者主要以间歇性跛行为主要临床症状。关晓明[239]在 144 例腰椎管狭窄症神经根管 MRI 测量指标与临床症状相关性研究中发现,间歇性跛行距离与侧隐窝狭窄程度存在正相关,与椎间孔矢状径之间存在负相关;腰痛症状与病变节段数存在正相关,与椎管面积存在负相关,在 L3/4、L4/5 节段与硬膜囊面积存在负相关;腰椎管狭窄症患者下肢痛症状与侧隐窝狭窄程度存在正相关。孙亚男[240]针对 244 例中风病发病 72 小时内及 14 日患者的实验室指标以及患者在这两个时点的证候与毒邪的关系进行研究,发现各个非特异性症状与指标存在相关关系,其中神疲乏力或少气懒言、头昏沉、嗜睡这 3 个非特异性症状与实验室指标之间存在很强的相关性。2 个症状个数时与高敏 C 反应蛋白和白介素-6 有相关性。非特异性症状总数与神经元特异性烯醇化酶、血小板聚集实验水平之间有相关性。表情呆滞或反应迟钝、嗜睡、头昏沉这些非特异性症状的变化与实验室指标的变化有一定的动态关系。

（二）感染性疾病问诊症状特征与检测指标的相关性

唐隽等[241]在 53 例接受鼻内镜手术 1 年以上的慢性鼻—鼻窦炎伴鼻息肉患者的临床问卷调查中,发现病理学指标杯状细胞密度与打喷嚏、流脓涕症状相关性有统计学意义($P<0.05$),杯状细胞与鼻内镜术后症状相关较多,病理性腺体数目与头昏的相关性有统计学意义。关静等[242]在 249 例艾滋病患者免疫学指标、外周血组分和症状、体征之间的关系研究中,发现乏力、发热、咳嗽、气短、腹泻、纳呆、盗汗、皮疹、口糜 9 项症状的积分与 $CD4^+$、$CD4^+/CD8^+$、$CD4^+\%$ 都有显著负相关($P<0.01$),也就是说当这几种免疫指标下降时,这些症状、体征的积分都随之增加,也就是症状加重。此外,皮疹、气短、口糜还与 $CD8^+$ 计数呈显著负相关($P<0.01$),而胸痛、淋巴结肿大与这些免疫指标均未见显著相关性。李昕等[243]在全国进行了多中心、大样本的横断面流行病学调查,采集肝炎肝硬化患者 801 例,在不同症状表现与微观指标的相关性研究中,发现神疲、乏力、急躁易怒、恶心、呕吐、胃脘胀满、腹胀、纳呆、厌油腻、失眠等症状与血常规、尿常规、凝血功能、肝功能、肾功能、血脂、电解质、血氨等微观指标存在相关性,例如,神疲、乏力与红细胞、血细胞比容、凝血酶原时间、凝血酶原活动度、血浆纤维蛋白原、白球比、前白蛋白、胆红素、胆碱酯酶等指标

较为相关,胁痛与红细胞、白蛋白、白球比、前白蛋白、胆红素低密度脂蛋白、钙较为相关,厌油腻与红细胞、血细胞比容、白蛋白、白球比、前白蛋白较为相关。

（三）肿瘤相关疾病问诊症状特征与检测指标的相关性

冯艳丽[244]对70例原发性非小细胞肺癌与血瘀证的关联性研究中发现血小板计数升高对原发性非小细胞肺癌血瘀证有诊断意义,原发性非小细胞肺癌血瘀证轻重程度与血小板活化率指标CD62＋/PAC－1＋(％)、CD62－/PAC－1＋(％)呈正相关。这两项比率越高,血瘀证程度越重。邹志辉[245]分析了178例恶性梗阻性黄疸患者生化指标与临床症状的关系,结果发现高胆红素、前白蛋白＜170 mg/L,肿瘤标志物CA19－9＞200 U/ml患者在疲倦、食欲丧失、气促、腹泻、黄疸、消化、瘙痒、消瘦、发热症状领域表现突出。认为胆红素、前白蛋白及CA 19－9为影响恶性梗阻性黄疸患者临床症状的主要生化指标。

孙思邈有云"来诊先问,最为有准",临床上大多疾病须先问而能后知,如果忽视问诊,则贻误无穷[246]。问诊症状与医学检测指标在临床实践以及实验研究中都被证实存在紧密的联系,深入研究,总结掌握两者之间的关联性,对指导临床,丰富辨证方法,掌握疾病的纵向发展有重要的意义。但是目前的研究仍有局限性,样本量相对偏少,研究内容集中在一组症状与检测指标的关联上,缺乏特异性的研究。我们在以后的临床实践及实验研究中可以针对这些问题进行思考,从而提高问诊手段的应用效率,有利于疾病的诊断与治疗。

（王 蕾）

参考文献

[1] 曲淼,张明雪,何丽云.中医心系亚健康状态研究进展[J].世界科学技术-中医药现代化,2013,15(7)：1630－1633.
[2] 曲淼.亚健康状态与中医心系症状调查研究[D].沈阳：辽宁中医药大学,2010.
[3] 李静华,贾丹兵,李乃民,等.疲劳症候问诊对人体健康状态评估的意义[A].中国中西医结合学会.第二次全国中西医结合诊断学术研讨会论文集[C].中国中西医结合学会,2008：252－253.
[4] 徐长青,冯华,邢小燕,等.辨证施灸对亚健康状态大学生生活质量的影响[J].中国中医药信息杂志,2018,25(10)：27－30.
[5] 左燕,左群.高校大学生亚健康状态调查分析[J].武术研究,2016,1(1)：124－126.
[6] 郑雪婷,陈文杰,李美珍,等.2015年东莞市大学生心理亚健康现状及影响因素分析

[J].实用预防医学,2018,25(3):282-285.

[7] 李白坤,湛宇灿,李静,等.某中医药大学低年级学生亚健康状况及其相关因素分析[J].中华疾病控制杂志,2018,22(1):66-69.

[8] 于冰琰,毕建璐,陈晶,等.大学生亚健康状态与气虚质关系的调查分析[J].时珍国医国药,2013,24(8):1966-1968.

[9] 陈丽,顾怡勤,应圣洁,等.2017年上海市闵行区医务人员亚健康状况及影响因素[J].职业与健康,2018,34(16):2237-2239+2243.

[10] 辛丽雅,许珏.无锡市三级甲等医院手术室医护人员亚健康状态与职业损伤状况[J].职业与健康,2018,34(14):1887-1890+1895.

[11] 蒙世佼,闫宇翔,刘佑琴,等.医务人员亚健康状态及其影响因素的研究[J].中国全科医学,2013,16(1):61-64.

[12] 张学成.台湾地区亚健康人群中医证候流行病学调查研究[D].广州:广州中医药大学,2010.

[13] 刘文兰,李秀惠,于玫,等.亚健康状态及慢性乙型肝炎肝肾阴虚证问诊症状比较研究[J].四川中医,2003,21(12):18-20.

[14] 孙广仁.中医基础理论[M].2版.北京:中国中医药出版社,2007:112-113.

[15] 史话跃,吴承玉,吴承艳,等.肝系病位特征与基础证的研究[J].南京中医药大学学报,2012,28(1):9-11.

[16] 孙丹,朱晓宁,汪静.原发性肝癌中医证型客观化研究进展[J].中国中医药现代远程教育,2020,18(10):147-149.

[17] 邵峰,曾普华,曾光,等.基于临床数据分析原发性肝癌的证治规律[J].湖南中医药大学学报,2019,39(1):40-44.

[18] 张治霞,王京平,杨学智,等.原发性肝癌中医数字化、量化四诊信息特征研究[J].中华中医药杂志,2016,31(6):2324-2327.

[19] 潘敏求,田晖.健脾理气、化瘀软坚、清热解毒法治疗原发性肝癌[J].中医杂志,1993,(4):239-240.

[20] 周宜强,行青春,张书文.中医药治疗原发性肝癌的临床思路和方法[J].河南中医,1995,15(3):164-165.

[21] 陈灏珠,林果为.实用内科学[M].13版.北京:人民卫生出版社,2009:2073.

[22] 吕靖,董思思,顾宏图,等.肝硬化并发门静脉血栓的危险因素及中医证候特点[J].临床肝胆病杂志,2019,35(10):2210-2213.

[23] 张琴,刘平,章浩伟,等.900例肝炎后肝硬化中医证候判别模式的研究[J].中国中西医结合杂志,2006,26(8):694-697.

[24] 窦智丽,李延龙,吴秀艳,等.肝炎肝硬化患者中医症状与终末期肝病模型评分相关性研究[J].山东中医杂志,2020,39(2):125-133.

[25] 王贵强,王福生,成军,等.慢性乙型肝炎防治指南(2015年更新版)[J].临床肝胆病杂

志,2015,31(12):1941-1960.

[26] 余钦,凌昌全.慢性乙型肝炎病毒感染的中医证候研究[J].中医肿瘤学杂志,2020,
2(2):89-93.

[27] 吴韶飞.利用数据挖掘技术分析404例慢性乙型肝炎患者中医证候组群分布规律[D].
济南:山东中医药大学,2012.

[28] 中国高血压防治指南修订委员会.中国高血压防治指南(2018年修订版)[J].心脑血管
病防治,2019,19(1):1-44.

[29] 陈洪涛,刘中勇,罗兴滢,等.原发性高血压病中医证型分布规律初探[J].中国民族民
间医药,2020,29(5):1-3.

[30] 尹胡海,张爱珍,马晓聪,等.基于聚类分析对高血压病中医证型演变规律的研究[J].
时珍国医国药,2020,31(2):472-474.

[31] 史话跃.肝系病位特征及基础证的研究[D].南京:南京中医药大学,2011:1-16.

[32] 向琴.情志变化相关性肝系病证候分布规律研究——全国88所中医医院出院患者病
案资料分析[J].中国中医基础医学杂志,2013,19(8):914-915.

[33] 胥波.肝系证候规范化研究[D].南京:南京中医药大学,2007:4-10.

[34] 郭鹏.近十年北京地区中医治疗高血压病肝系证候用药规律的研究[J].北京中医药,
2009,2(29):90-93.

[35] 陈淑贤,易惺钱,庚馨予,等.高血压病证候分布的系统评价[J].江西中医药,2020,
51(4):54-56.

[36] 吴焕林.邓铁涛教授治疗高血压病临床经验辑要[J].河南中医,2005,25(5):16-17.

[37] 王海霞.肝阳上亢证中医文献研究[J].内蒙古中医药,2007,(6):47-49.

[38] 李蜜,靳利利.310例原发性高血压病中医证型与心率变异性的关系[J].中医药导报,
2020,26(1):75-78.

[39] 王杰,顾月星.120例H型高血压中医证素及证型研究[J].山东中医杂志,2017,
36(8):657-659+671.

[40] 冯双双,李运伦,齐冬梅,等.原发性高血压患者中医证候分布特征及其与年龄相关性
研究[J].山东中医药大学学报,2018,42(6):475-478+495.

[41] 章莹,王飞,史话跃,等.气郁质与中医肝系亚健康状态关系的探讨[J].中华中医药杂
志,2015,3(30):679-681.

[42] 覃玉珍,徐晴,丁少华,等.功能性便秘肝郁气滞证的中医治疗近况[J].中国中医药现
代远程教育,2020,18(5):127-131.

[43] 付强,郭春莉,张启明.基于近现代医案对肝郁气滞证候疗效的标志性症状研究[J].中
国中医药信息杂志,2011,18(2):29-30+52.

[44] 国家技术监督局.GB/T 16751.2-1997中医临证诊疗术语.证候部分[S].北京:中国
标准出版社,2004.

[45] 陈磊,杨思华."见肝之病,知肝传脾,当先实脾"在治疗肝病中的应用[J].光明中医,

2011,26(3)：468－469.

[46] 许朝霞,王忆勤,刘国萍,等.1160 例心系患者中医问诊信息的特征分析[J].中国中医基础医学杂志,2009,15(9)：677－679.

[47] 许朝霞,王忆勤,刘国萍,等.冠心病患者中医问诊信息的特征分析[A].中华中医药学会.中华中医药学会中医诊断学分会第十次学术研讨会论文集[C].中华中医药学会,2009：5

[48] 邓冬,赵慧辉,陈静,等.冠心病不稳定型心绞痛中医证候及其症状分布特征的研究[J].中国中医急症,2016,25(7)：1269－1271＋1341.

[49] 梁峰硕.基于聚类分析对 199 名冠心病住院患者中医证候、证素、证型分布情况研究[D].大连：辽宁中医药大学,2017.

[50] 白桦,王静,刘法.300 例含不稳定性心绞痛的中医症候及聚类情况分析[J].世界中医药,2014,9(5)：646－648.

[51] 王阶,邢雁伟,姚魁武,等.冠心病心绞痛中医证候要素研究及临床应用[J].湖北中医学院学报,2009,11(3)：3－5.

[52] 毕颖斐,毛静远.冠心病中医证候要素特征性条目的专家调查[J].中医杂志,2012,53(18)：1580－1584.

[53] 段飞.冠心病痰瘀互结证宏观诊断标准及其方法学研究[D].武汉：湖北中医药大学,2017.

[54] 胡镜清,王传池,段飞,等.冠心病痰瘀互结证宏观诊断标准研究[J].中国中西医结合杂志,2016,36(10)：1164－1168.

[55] 付长庚.冠心病血瘀证诊断标准的研究[D].北京：北京中医药大学,2011.

[56] 付长庚,高铸烨,王培利,等.冠心病血瘀证诊断标准研究[J].中国中西医结合杂志,2012,32(9)：1285－1286.

[57] 温少利,张蓓蓓.中医辨证治疗冠心病心绞痛研究进展[J].黑龙江医药,2016,29(4)：779－781.

[58] 陈浩.冠心病急性冠脉综合征中医"瘀毒"证的临床辨证标准研究[D].北京：中国中医科学院,2009.

[59] 田养年.从痰瘀论治冠心病[J].辽宁中医杂志,1983,5(4)：25.

[60] 邓德明,王凤云,高素娟.不稳定型心绞痛 110 例临床分析[J].辽宁中医杂志,1985,7(10)：34－35.

[61] 吴佩琴.冠心病的辨证论治[J].浙江中医药大学学报,1988,12(3)：19.

[62] 房栋,张月美.冠心病血瘀型从痰论治[J].新中医,1989,21(11)：25－26.

[63] 方明显.益气除痰方治疗冠心病 52 例疗效观察[J].广西中医药,1988,11(6)：1－3.

[64] 王璐,杨关林.痰瘀互结型胸痹的病因病机及治疗的研究进展[J].内蒙古中医药,2016,35(4)：142－144.

[65] 姜瑞雪,马作峰,牛国英,等.基于流行病学调查的心悸证素特征研究[J].中华中医药

学刊,2010,28(6):1258-1260.

[66] 李康.基于大样本量的过早搏动中医证候学初步研究[D].郑州:河南中医药大学,2016.

[67] 吴峻豪.心律失常的中医辨证研究[D].广州:广州中医药大学,2011.

[68] 李晓萌.室性期前收缩中医证型分布规律及相关危险因素研究[D].大连:辽宁中医药大学,2013.

[69] 程伟.心脏神经症中医证候分布规律的研究[D].长春:长春中医药大学,2012.

[70] 纪雯.心脏神经官能症中医辨证规律的研究[D].咸阳:陕西中医药大学,2015.

[71] 毕颖斐,毛静远,崔小磊,等.心力衰竭中医证候特征的临床横断面调查[J].中华中医药学刊,2013,31(5):1001-1003.

[72] 郭硕.慢性心力衰竭中医证候聚类分析[D].广州:广州中医药大学,2010.

[73] 孙玉洁.慢性心力衰竭中医证候回顾性调查研究[D].郑州:河南中医学院,2015.

[74] 闫玲玲.慢性心力衰竭中医证候及证候要素分布规律十年文献分析[D].郑州:河南中医药大学,2016.

[75] 于婧.冠心病慢性心力衰竭血瘀证临床表征及其与理化指标关联分析[D].郑州:郑州大学,2018.

[76] 王通.急性心力衰竭中医证的专家问卷调查分析[D].郑州:河南中医药大学,2017.

[77] 黄琳,容超,何怀阳.顽固性心力衰竭中医证候调查分析[J].时珍国医国药,2016,27(9):2189-2191.

[78] 焦华琛,王怡斐,高超,等.基于国家中医医疗与临床科研信息共享系统的高血压人群证候学分布规律初探[J].社区医学杂志,2014,12(17):24-25.

[79] 庞敏,张艳,王辰.150例高血压病患者中医四诊信息与证候因素的相关性的研究[J].辽宁中医杂志,2012,39(4):606-608.

[80] 王琼,冼绍祥,陈洁,等.495例老年高血压病的中医证候规律探讨[J].广州中医药大学学报,2014,31(5):739-742+745.

[81] 徐强,张秋月,王保和.高血压中医证候特点的现代文献研究[J].世界中医药,2013,8(2):125-126.

[82] 吴晓青,王嘉麟,郭蓉娟,等.211例高血压病患者中医症状、舌脉象及病理要素分析[J].北京中医药,2010,29(5):323-326.

[83] 桂明泰,符德玉,徐立思,等.1000例高血压病患者中医证候因子分布特点研究[J].四川中医,2014,32(10):71-73.

[84] 刘丹,方锐,段吾磊,等.中老年高血压证候分布规律及其相关因素分析[J].中国中医基础医学杂志,2018,24(3):351-354.

[85] 张骞,杨学信,李志明,等.高血压病中医证型临床研究[J].陕西中医,2013,33(12):1611-1613.

[86] 王庆高,覃裕旺,卢健棋,等.基于聚类分析的高血压中医证型研究[J].中西医结合心

脑血管病杂志,2016,14(17):1975-1977.

[87] 宋麦芬.高血压病中医证候特点的临床研究[D].北京:北京中医药大学,2007.

[88] 韩森,李立,王耀献,等.高血压病症状、证候及针刺治疗规律在 2005 年前后变化的文本挖掘研究[J].环球中医药,2018,11(5):701-705.

[89] 吕璐.基于中医示范社区的高血压人群防治研究(山东平原模式)——社区高血压人群虚证证素的证候特征[D].济南:山东中医药大学,2012.

[90] 刘红梅.眩晕症的中医证候及多元分析初步研究[D].北京:中国中医科学院,2006.

[91] 徐涛,吴承玉.中医脾系证候的规范化研究思路与设想[J].南京中医药大学学报(自然科学版),2002,18(5):264-265.

[92] 何羿婷.多系统脾虚证的临床和实验研究[J].广州中医学院学报,1995,(1):16-20.

[93] 邱向红,邓铁涛,王建华,等.脾虚证计量诊断的探讨[J].广州中医学院学报,1990,7(1):24-27.

[94] 梁俊雄,吴永毅,罗丹峰.脾虚证计算机量化诊断的探索[J].广州中医药大学学报,1997,14(4):14-17.

[95] 刘玥,田润平,汪旸,等.青海东部地区中医脾虚证检出率及症状特点的增龄变化规律研究[J].辽宁中医药大学学报,2015,17(6):106-108.

[96] 赵平,李先涛.脾虚证诊断标准文献系统评价研究[J].辽宁中医杂志,2013,40(7):1304-1306.

[97] 张声生,胡玲,李茹柳.脾虚证中医诊疗专家共识意见(2017)[J].中医杂志,2017,58(17):1525-1530.

[98] 闫丽芳.中医脾病证候的特征症状群研究[D].济南:山东中医药大学,2009.

[99] 吴涛,姜国平.22 例脾阳虚患者探讨[J].江西中医药,1981,(3):32-34.

[100] 范晔,张炎.600 例脾不统血证临床调查分析[J].北京中医,2004,23(5):262-264.

[101] 李耀光,杨明均,黄秀凤,等.脾不统血证临床特征的初步观察——附:302 例病例分析[J].成都中医药大学学报,1996,19(4):45-48.

[102] 尹光耀,张武宁,许福昌,等.慢性胃炎脾虚证分型与临床证方验证的现代病理生理学基础研究[J].江苏医药,2001,27(1):46-47.

[103] 朱飞叶,王丽,石灯汉,等.慢性胃炎中医证候归类的流行病学研究[J].世界中西医结合杂志,2008,3(2):95-98.

[104] 安贺军,张波,郭雁冰,等.172 例慢性萎缩性胃炎中医证候学研究分析[J].辽宁中医药大学学报,2015,17(2):156-158.

[105] 王晓林.脾虚在常见慢性病中的辨证意义及相关规律研究[D].广州:广州中医药大学,2017.

[106] 唐欣宁.慢性浅表性胃炎脾气虚证计量诊断的研究[D].广州:广州中医药大学,2011.

[107] 郑洁中.慢性浅表性胃炎脾气虚证辨证计量化研究[D].广州:广州中医药大学,2013.

[108] 周福生,赵立凝.慢性浅表性胃炎脾气虚证诊断标准确立研究[J].中医药学刊,2006,

24(12)：2178－2179.

[109] 夏小芳,徐珊.慢性胃炎脾气虚证的临床观察与研究[J].上海中医药杂志,2005,39(2)：24－25.

[110] 李胜志,王大敏,李冀.中医对溃疡性结肠炎(UC)认识探源[J].中医药学刊,2003,21(9)：1450－1451.

[111] 李敏,梁超.中医对溃疡性结肠炎认识探源[J].中医药临床杂志,2006,18(6)：622－624.

[112] 韩捷.脾虚湿热型溃疡性结肠炎量化诊断标准的确立[J].中国中医基础医学杂志,2015,21(8)：972－973.

[113] 吕永慧,丛龙玲.溃疡性结肠炎中医证型分布研究[J].中国中西医结合杂志,2012,32(4)：450－454.

[114] 张文明,林菲,陈爱珠,等.脾虚型溃疡性结肠炎患者症状观察与形态学研究[J].中医药学刊,2005,23(8)：1391－1393.

[115] 阮氏明秋,Nguyen Thi Minh Thu, Vietnamese.179 例溃疡性结肠炎临床分析[D].广州：广州中医药大学,2015.

[116] 李晓玲.从脾虚气滞证探讨功能性消化不良[J].继续医学教育,2018,32(8)：157－158.

[117] 王相东,杨帆,郭小青.功能性消化不良证候要素分布特点的研究[J].中国中医基础医学杂志,2012,18(10)：1057－1058.

[118] 徐敏,卜平,时乐,等.功能性消化不良 222 例证候病机分析[J].实用中医药杂志,2006,22(4)：246－247.

[119] 陈贞,许文君,张声生,等.功能性消化不良中医证候及症状分布特点的研究[J].北京中医药,2008,27(11)：841－843.

[120] 于青松,姚朋华.功能性消化不良中医证候特点分析[J].内蒙古中医药,2017,36(4)：51.

[121] 陶琳,李哲,肖旸,等.功能性消化不良中医证候分布特点及与胃感觉的关系[J].中国中西医结合消化杂志,2014,22(9)：529－531.

[122] 张帆.功能性消化不良中医辨证分型及相关因素分析[D].成都：成都中医药大学,2010.

[123] 张声生,魏玮,杨俭勤.肠易激综合征中医诊疗专家共识意见(2017)[J].中医杂志,2017,58(18)：1614－1620.

[124] 李梅.肠易激综合征中医证候临床流行病学调查研究[D].广州：广州中医药大学,2012.

[125] 黄绍刚.基于聚类分析的腹泻型肠易激综合征中医证候特征研究[A].中华中医药学会脾胃病分会.中华中医药学会脾胃病分会第二十四次全国脾胃病学术交流会论文汇编[C].中华中医药学会脾胃病分会,2012：466－471.

[126] 曹健.腹泻型肠易激综合征中医证型分布及相关因素的研究[D].福州：福建中医药大学,2014.

[127] 梁颖瑜.不同中医证型腹泻型肠易激综合征心理因素及症状严重程度分析[A].中华中医药学会脾胃病分会.中华中医药学会脾胃病分会第二十五届全国脾胃病学术交流会论文汇编[C].中华中医药学会脾胃病分会,2013：514.

[128] 侯政昆,李梅,谢地,等.肠易激综合征中医证候分布与神经内分泌机制的横断面临床研究[J].中国中药杂志,2016,41(7)：1325－1337.

[129] 章莹,王飞,赵张旸.中医脾系统复杂性科学机理对癌症康复模式的影响[J].中国临床研究,2015,28(12)：1660－1661.

[130] 高少才,任娟莉,刘龙.癌症考辨与"脾衰"是癌症发病之本初探[J].陕西中医,2009,30(10)：1354－1355.

[131] 罗安明,戎志斌.肿瘤以脾虚为本探析[J].中国中医基础医学杂志,2014,20(2)：164－165.

[132] 侯风刚,岑怡,贯剑,等.大肠癌脾气虚证辨证量化标准的研究[J].Journal of Integrative Medicine, 2009, 7(9)：814－818.

[133] 杨红艳.基于数据挖掘技术总结王晞星教授对大肠癌的辨治规律[D].太原：山西省中医药研究院,2017.

[134] 朱莹杰,杨金坤,郑坚,等.进展期胃癌患者脾虚证等级的计量诊断研究[J].辽宁中医杂志,2006,33(9)：1057－1059.

[135] 张声生,黄恒青,方文怡,等.脾胃湿热证中医诊疗专家共识意见(2017)[J].中医杂志,2017,58(11)：987－990.

[136] 李连成,路志正.湿阻的流行病学调查[J].中医杂志,1992,(6)：44－45.

[137] 张平.基于数据挖掘方法的慢性胃炎脾胃湿热证量化诊断标准研究[D].武汉：湖北中医药大学,2016.

[138] 周慧敏.慢性胃炎脾胃湿热证量化诊断标准的初步研究[D].武汉：湖北中医学院,2009.

[139] 王忆勤.多元统计方法在慢性胃炎中医湿证诊断标准研究中的应用[A].中华中医药学会.中华中医药学会中医诊断学分会成立暨学术研讨会论文集[C].中华中医药学会中医诊断学分会,2006.

[140] 林传权.慢性胃炎脾虚证消化吸收障碍亚型的临床分析[A].第二十次全国中西医结合消化系统疾病学术会议暨消化疾病诊治进展学习班[C].中西医结合消化系统疾病学会,2008.

[141] 万莹.慢性胃炎脾胃湿热证流行病学、证候学及诊断标准相关因素的研究[D].武汉：湖北中医药大学,2013.

[142] 黄玲玲.功能性便秘中医证型分布规律及相关因素分析[D].成都：成都中医药大学,2014.

[143] 王芳,姚树坤,马军宇,等.脾胃湿热型功能性便秘患者症状、精神心理状态及生活质量的分析[J].中日友好医院学报,2013,27(5)：281－283.

[144] 陈欢.脾胃湿热型与非脾胃湿热型功能性便秘的临床对比研究[D].北京：北京中医药大学,2014.

[145] 刘杨.脾胃湿热型和非脾胃湿热型慢传输型便秘的临床资料分析与疗效观察[D].北京：北京中医药大学,2015.

[146] 吴宛蔚.湿热型便秘患者的症状特点与治疗研究[D].北京：北京中医药大学,2014.

[147] 庄高福.脾胃湿热在消化系统中多种疾病的诊治规律[D].广州：广州中医药大学,2009.

[148] 黄惠娥.消化性溃疡并出血中医证型分布及相关因素的研究[D].福州：福建中医药大学,2016.

[149] 李云海.《金匮要略》脾系病证治法探析[J].光明中医,2013,28(2)：247－255.

[150] 徐征,吴承玉,吴承艳,等.肺系病位特征与基础证的研究[J].南京中医药大学学报,2012,28(1)：3－5.

[151] 郜峦,王键,李锋刚,等.基于关联规则的肺系疾病症药关系研究[J].中医杂志,2013,54(8)：697－700.

[152] 余云昶.运用数据库和统计方法探讨肺系医案的辨治规律[D].北京：北京中医药大学,2008.

[153] 张晨,申春悌.结构方程模型在支气管哮喘中医证候分类中的应用[J].吉林中医药,2014,34(4)：379－381.

[154] 张薇君.基于数据挖掘的周仲瑛教授辨治哮喘缓解期病案的研究[D].南京：南京中医药大学,2012：24.

[155] 吴继全,陈燕,张洪春,等.晁恩祥治疗肺系病临证特点[J].中华中医药杂志,2007,22(10)：688－690.

[156] 王闪闪.慢性支气管炎缓解期中医证候学调查及慢支方联合穴位敷贴对慢支患者免疫功能的影响[D].合肥：安徽中医药大学,2018.

[157] 陈丽平,蔡永敏,李建生.基于隐结构模型的江、浙、沪地区慢性支气管炎证候及用药规律研究[J].中医杂志,2016,57(21)：1822－1827.

[158] 王至婉,闫蔷薇,李建生,等.慢性阻塞性肺疾病急性加重期各证候症状间关联模式研究[J].中医杂志,2018,59(24)：2120－2125.

[159] 徐雯洁,王天芳,王智瑜,等.慢性阻塞性肺疾病急性期与稳定期中医症状及体征特点的比较[J].上海中医药大学学报,2010,24(6)：35－39.

[160] 王至婉,李羚,李建生,等.基于贝叶斯网络的慢性阻塞性肺疾病急性加重期证候与症状间的关联模式[J].中华中医药杂志,2019,34(9)：3964－3969.

[161] 彭文照,刘梅,郝小梅.岭南慢性阻塞性肺疾病常见中医证型主要症状分布及不同证型间 T 淋巴细胞亚群与肺功能指标的差异性初探[J].中华中医药杂志,2019,34(8)：

3747 - 3750.

[162] 张晓梅,张云岭,杨祖福,等.65 例传染性非典型肺炎患者症状分析及中医辨证论治探讨[J].中华中医药杂志,2003,18(5)：263 - 265.

[163] 杜万君,马良."非典"患者急重期舌脉及症状分析[J].中国中医药信息杂志,2003, 10(11)：84 - 85.

[164] 刘茂材,刘晓俊.194 例"非典"后临床症状分析[J].湖南中医药导报,2004,10(5)： 7 - 8＋16.

[165] 梁腾霄,吴畏,解红霞,等.甲型 H1N1 流感的中医证候特点[J].中医杂志,2011, 52(5)：392 - 394.

[166] 韩艳武,张伟,王融冰,等.不同内伤基础甲型 H1N1 流感的中医病因病机初探[J].中华中医药杂志,2013,28(5)：1418 - 1422.

[167] 郭亚丽,王玉光.南北方 2009 年新型甲型 H1N1 流感中医证素分布特征分析[J].环球中医药,2015,8(6)：706 - 708.

[168] 陈灵,陈永刚,程志强,等.武汉市第三医院 130 例新型冠状病毒肺炎患者中医证候规律分析[J].中药药理与临床,2020,(6)：1 - 11.

[169] 严光俊,李洁,颜晓蓉,等.荆州地区普通型新型冠状病毒肺炎中医证候分布规律研究[J].辽宁中医药大学学报,2020,22(5)：1 - 4.

[170] 崔寒尽,王文竹,王煜,等.181 例武汉地区新型冠状病毒肺炎重症患者中医临床特点[J].中医杂志,2020,(6)：1 - 6.

[171] 于会勇.肺胀基础上的风温肺热病证候学规律研究[D].北京：北京中医药大学,2013.

[172] 刘栋强.不同临床特征慢性阻塞性肺疾病稳定期患者的证素分布规律[D].福州：福建中医药大学,2019.

[173] 赵文翰,褚美玲,许坚,等.3096 例慢性阻塞性肺疾病住院患者的临床及中医证候特征分析[J].广州中医药大学学报,2020,37(5)：806 - 812.

[174] 陈丽平.基于隐结构模型的名老中医辨治慢性支气管炎规律研究[D].南京：南京中医药大学,2015.

[175] 白云苹,李建生.基于现代名老中医经验的慢性支气管炎常见证候方药规律[J].中国老年学杂志,2019,39(15)：3666 - 3671.

[176] 史锁芳,刘秀芳,严志林,等.支气管哮喘患者中医四诊信息调查及验证性因子分析[J].结合医学学报(英文),2005,3(5)：363 - 365.

[177] 蔡永敏,陈丽平,李建生,等.基于现代名老中医临床著作的肺病数据库建立及数据挖掘[J].中国中西医结合杂志,2015,(10)：1186 - 1191.

[178] 李建生,马锦地,王至婉,等.现代名老中医肺痿诊疗证候特点的文献研究[J].中华中医药杂志,2016,31(8)：3253 - 3256.

[179] 刘莹.肺系病之痰的特征性研究[D].济南：山东中医药大学,2011.

[180] 王至婉,闫蔷薇,李建生,等.慢性阻塞性肺疾病急性加重期各证候症状间关联模式研

究[J].中医杂志,2018,59(24): 2120 - 2125.

[181] 刘伟.肺系病之虚的特征性研究[D].济南: 山东中医药大学,2011.

[182] 李洋,骆文斌,吴承玉,等.基于 Microsoft 人工神经网络的肺系证诊断研究[J].时珍国医国药,2012,23(5): 1249 - 1250.

[183] 谢静,黄乃英,何星星.基于文献研究的小儿反复呼吸道感染常见证素与症状相关性分析[J].湖南中医药大学学报,2016,36(7): 79 - 82.

[184] 栾婷婷.肺系病之瘀的特征性研究[D].济南: 山东中医药大学,2011.

[185] 王至婉,李羚,李建生,等.基于贝叶斯网络的慢性阻塞性肺疾病急性加重期证候与症状间的关联模式[J].中华中医药杂志,2019,34(9): 3964 - 3969.

[186] 赵国磊,陆学超.哮喘中医"证"的相关性及证治规律研究[A].中国科协年会,2010: 1525 - 1531.

[187] 孙媛媛,王明春,刘恩顺,等.ARDS 证候特征的关联规则研究[J].天津职业技术师范大学学报,2013,23(3): 29 - 31,35.

[188] 周仲瑛.中医内科学[M].北京: 中国中医药出版社,2003: 345.

[189] 朱崇田,吴承玉.中医肾系基本证规范的原则与研究思路[J].南京中医药大学学报,2005,21(1): 8 - 10.

[190] 李经纬,邓铁涛,余瀛鳌,等.中医大辞典[M].北京: 人民卫生出版社,1995: 908.

[191] 张文富,王爱坚,凌江红,等.肾虚证症状流行病学研究[J].新中医,2009,41(11): 70 - 71.

[192] 魏敏,孙晓敏,赵晓山,等.亚健康状态肾虚证的证候特征分析[J].江苏中医药,2009,41(7): 20 - 21.

[193] 于立志,于春泉.肾阴虚证症状表现规律的系统评价[J].天津中医药,2011,28(5): 430 - 432.

[194] 赵铁牛,杨晓南,于立志,等.肾阴虚证流行病学调查表的信度和效度分析[J].天津中医药,2012,29(5): 496 - 498.

[195] 谭从娥,王米渠,冯文哲.不同职称中医师评判肾阳虚证的一致性[J].中华中医药学刊,2013,31(9): 1841 - 1842.

[196] 谭从娥,冯文哲,王米渠,等.腰痛酸软在老龄人群中的分布及其与肾阳虚主症的相关性探讨[J].中国中医药信息杂志,2013,5(20): 19 - 20.

[197] 陆明,丁维俊,严石林,等.中医肾阳虚量表的信度和效度研究[J].辽宁中医杂志,2006,33(10): 1220 - 1222.

[198] 李炜弘,严石林,汤朝晖,等.肾阳虚证辨证诊断标准的专家评价[J].辽宁中医杂志,2010,37(7): 1194 - 1196.

[199] 严石林,高锋,吴斌,等.肾阳虚证半定量化操作标准的研究[J].现代中西医结合杂志,2004,13(6): 701 - 702.

[200] 吴斌,高峰,严石林,等.肾阳虚证的辨证因子规律初探[J].现代中西医结合杂志,

2004,13(14)：1819 - 1820.

[201] 刘树春,刘洋,宋昊,等.基于文献共词分析的肾虚证候疾病谱研究[J].世界科学技术-中医药现代化,2012,2(14)：1408 - 1412.

[202] 秦玉花,孙玉文,陈方超,等.2 型糖尿病肾虚证量表调查及因子分析[J].中华中医药杂志,2013,11(28)：3384 - 3388.

[203] 张辉,倪青,任艳,等.腰痛酸软与糖尿病肾虚症状的相关性[J].中医杂志,2010,5(51)：409 - 411.

[204] 聂广宁,杨洪艳,刘建,等.绝经综合征肾阴、肾阳虚患者证候分布、症状特点及生存质量比较研究[J].辽宁中医杂志,2016,8(43)：1569 - 1573.

[205] 李健阳,葛继荣,陈娟,等.1419 例绝经后骨量减少妇女不同年龄段中医证候、特征分析[J].中医杂志,2019,23(60)：2033 - 2037.

[206] 张向磊,李运伦.高血压病肾阳虚证诊断量表的研制及检验[J].时珍国医国药,2015,11(26)：2797 - 2800.

[207] 张向磊,李运伦,杨传华.高血压病肾阴阳两虚证证候客观化专家问卷分析[J].湖北中医药大学学报,2013,1(15)：45 - 46.

[208] 刘奕,陆华,余思桦,等.基于阴阳互根互用理论的不孕症肾阳虚证、肾阴虚证患者因-症关系关联分析[J].时珍国医国药,2019,9(20)：2305 - 2306.

[209] 何一飞."肾实证"与"泻肾法"之探析[J].中医药研究,1997,13(4)：2.

[210] 刘兴烈,郭立中,周仲瑛.周仲瑛教授"泻肾"论的学习体会[J].世界中西医结合杂志,2011,6(1)：74.

[211] 崔幸琴,丁瑞云.肾实证理论探讨与临床辨治[J].新中医,2007,39(4)：1 - 2.

[212] 姜心禅.浅谈对"肾主虚,无实也"的理解[J].四川中医,2013,31(9)：18 - 19.

[213] 刘延青,李兰珍.肾实证研究综述[J].甘肃中医学院报,2014,31(3)：102 - 105.

[214] 李双侠,陈亚强.关于肾无实证的相关探讨[J].临床医药文献杂志,2015,2(12)：2454.

[215] 王亚霞.基于数据挖掘浅析古代肾实热证方症规律[J].内蒙古中医药,2018,7(37)：86 - 88.

[216] 张秀,王振兴,王飞.毒邪所致肾系疾病的病机探析[J].成都中医药大学学报,2017,3(40)：108 - 111.

[217] 张文,张岩,贾海华.泻肾法在临床中的应用[J].第一军医大学学报,1996,16(3)：256.

[218] 周安方,冯新玲,王朝阳,等.从肾论治老年病的临床经验[J].中华中医药杂志,2015,9(30)：3163 - 3166.

[219] 朱灿,徐琦,谭达全.从肾实证论治尿石症[J].湖南中医杂志,2015,3(31)：134 - 135.

[220] 司富春,杜超飞.前列腺癌的中医证候和方药规律分析[J].中华中医药杂志,2015,2(30)：581 - 585.

[221] 王剑飞,王耀献,何萍,等.200 例慢性肾小球肾炎中医证候因子分析研究[J].现代中医临床,2016,23(2):24-28.

[222] 聂莉芳,于大君,余仁欢,等.308 例 IgA 肾病中医证候分布多中心前瞻性研究[J].北京中医药大学学报,2005,28(4):66-68.

[223] 聂莉芳,韩东彦,余仁欢,等.363 例 IgA 肾病气阴两虚证类证候的分布研究[J].中国中西医结合肾病杂志,2008,9(5):426-429.

[224] 陈香美,陈以平,李平,等.1016 例 IgA 肾病患者中医证候的多中心流行病学调查及相关因素分析[J].中国中西医结合杂志,2006,26(3):197-201.

[225] 陈明,万廷信,戴恩来,等.基于因子分析与聚类分析的 IgA 肾病中医证候分类研究[J].北京中医药大学学报,2014,37(2):135-139.

[226] 谢璇.发性膜性肾病证候要素探讨及补气健脾益肾法治疗膜性肾病大鼠实验研究[D].北京:北京中医药大学,2015.

[227] 任现志,李伟.儿童紫癜性肾炎中医证候规律的临床研究[J].中华中医药杂志,2013,28(8):2472-2475.

[228] 牟新,周迪夷,庄爱文,等.2 型糖尿病和糖尿病肾病人群的中医证候演变规律[J].中华中医药杂志,2016,31(9):3707-3710.

[229] 武曦蔼,倪青,李平.213 例糖尿病肾病的中医证候分布调查[J].北京中医药,2009,28(1):13-15.

[230] 王养忠,柳红芳,张先慧,等.基于聚类分析及主成分分析的糖尿病肾病中医四诊信息特征临床研究[J].中华中医药杂志,2016,31(4):1416-1419.

[231] 申子龙,赵进喜,王颖辉,等.基于因子分析的早期糖尿病肾病证候要素研究[J].环球中医药,2016,9(2):129-133.

[232] 王颖辉,赵进喜,王世东,等.糖尿病肾病不同分期证候演变研究[J].中华中医药杂志,2012,27(10):2687-2690.

[233] 王怡,李珺,顾向晨.基于多元统计方法研究慢性尿路感染中医证候规律[J].湖南中医杂志,2010,26(2):93-95.

[234] 杨晓萍,唐岚,张琪琳,等.高血压性肾损害的中医症状证型分析[J].山东中医药大学学报,2014,38(1):28-30.

[235] 孔薇,王钢,邹燕勤,等.慢性肾功能衰竭中医证型标准化研究探讨[J].南京中医药大学学报,1999,15(1):17-19.

[236] 徐大基,李奋,谢全明.慢性肾功能衰竭血液透析患者中医证候特点及透析效果分析[J].广州中医学院学报,1994,11(4):185-188.

[237] 王忆勤.中医诊断学[M].2 版.北京:高等教育出版社,2016.

[238] 汪元,刘健,余学芳,等.血小板参数与类风湿关节炎病情活动指标及临床症状相关性分析[J].辽宁中医药大学学报,2008,10(6):5-7.

[239] 关晓明.腰椎管狭窄症神经根管 MRI 测量指标与临床症状相关性研究[D].石家庄:

河北医科大学,2008.

[240] 孙亚男.中风病"毒损脑络"临床症状与实验室指标的关联研究[D].北京：北京中医药大学,2012.

[241] 唐隽,张良运,招换蝉,等.慢性鼻-鼻窦炎伴鼻息肉患者鼻内镜术后症状与病理学指标相关分析[J].临床耳鼻咽喉头颈外科杂志,2009,23(23)：1079-1081+1085.

[242] 关静,李峰,王健,等.艾滋病患者免疫学指标、外周血组分与症状体征之间关系的回顾性研究[J].北京中医药大学学报,2007,30(6)：423-426.

[243] 李昕.肝硬化肝失疏泄的表现特点及其与微观指标的相关性研究[D].北京：北京中医药大学,2013.

[244] 冯艳丽.中晚期非小细胞肺癌患者血瘀证与相关症状及部分实验室指标的关联性研究[D].北京：中国中医科学院,2011.

[245] 邹志辉,付立,顾斐斐,等.恶性梗阻性黄疸患者生化指标与临床症状的关系研究[J].护理学杂志,2012,27(14)：20-22.

[246] 洪素云,饶线明.问诊在临床医疗中的重要性[J].福建中医药,1998,(2)：50-52.

第五章

人工智能技术在中医问诊的应用及展望

近年来,随着机器学习等人工智能方法被引入到中医诊断领域,特别是数据挖掘、语言处理、图像处理等技术的长足发展,为问诊辅助诊断客观化系统的研究提供了支持。

一、基于问诊的中医辅助诊断系统的研究及应用

问诊与计算机技术相结合的研究主要体现在"老中医专家系统"以及"中医辨证系统"、中医计算机辅助诊疗系统等的研究中。20 世纪 70 年代末,我国的第一个专家系统"关幼波肝病诊疗程序"[2]研制成功,拉开了人工智能进入中医领域的序幕,标志着人工智能与中医的结合将成为未来的发展方向。自从我国第一个中医专家系统问世后,许多名老中医专家诊疗系统应运而生,如罗元恺痛经辨证施治系统、李敬之胸痹诊疗系统、李玉奇慢性胃炎辨证施治系统、姚贞白妇科专家诊疗系统及医学智能通用编辑系统 MTGIES - 1[3]、梁宗翰儿科脾胃病专家诊疗系统[4]、邹云翔中医肾系疾病计算机诊疗系统[5]、钱伯煊月经病诊疗系统[6]等,为计算机智能技术与中医药相结合做了有益的尝试。研究者多运用数据挖掘和模式识别等技术使传统中医问诊信息与病、证之间建立起量化关系,构建证候诊断模型,其中临床症状信息的采集归属于中医问诊部分,为问诊的规范化、客观化奠定了一定的基础。

此外,林钧华等[7]研制中医电脑疾病诊断系统对 138 例肝癌患者进行检测,结果提示原发性肝癌检出率为 43.3%。陈德济等[8]研制痹证计算机辅助诊断系统,用于中医痹证的诊断。丁敏等[9]在"脑梗死中医证型的标准化研究"的基础上,研制符合临床实际的脑梗死中医证型标准化计算机辅助诊断系

统。李蕾等[10]运用人工智能领域的案例和模糊推理技术应用于中医诊断,证明该方法具备良好的推理能力,能够为医生的正确判断提供决策支持。秦中广等[11]构造粗糙集人工神经网络,并应用到中医类风湿病分型诊断中,在实践中取得了满意的效果。龚德平等[12]基于人工神经网络和决策树构建中医诊断系统。高汉松等[13]基于云计算设计了医疗大数据挖掘平台,构建了判别分析、聚类、决策树等多种算法库。

刘维娜[14]在2011年提出了基于Java ME和J2EE的问诊系统,就小儿常见问诊情况,采集有关小儿的一般状况(包括性别、年龄、身高等4项)、主要情况(主要症状、持续时间等5项)、伴随症状(头痛、头晕、出汗和口渴等17项)、其他状况(脉率、舌质和舌苔等8项)、寒热状况(体寒体热和饮寒饮热等3项)、七情等精神状况以及过往病史、曾用药,利用SQL Server 2005进行数据储存,并利用Java ME和J2EE技术实现系统的客户端和服务端,能够方便患者随时随地的问诊,节省了就诊的等待时间,同时也能缓解医院的就诊压力。王忆勤等[15]在2011年开发了一种冠心病中医问诊智能系统,利用VC 2005采集患者基本信息、症状信息,基于多标记框架,通过辨证分析功能,可以从数据库中读取相关信息,进行数据分析、数据挖掘以及推测辨证结果。该系统将计算机技术、智能信息处理技术和中医理论相结合,实现了中医问诊智能化。上海中医药大学的洪芳等[16]在2014年提出了基于数据库的老年性痴呆中医问诊专家系统,根据中医证候规范标准得到43种诸如髓海不足证、痰浊阻窍证、肝肾阴虚证、气滞血瘀证等证候,利用计算机采集问诊信息,给出老年性痴呆中医问诊专家系统诊断结果。

钟涛[17]在2014年利用互信息和粗糙集的结合,建立了基于多标记学习与概率图模型的中医辨证模型,辅助辨证等功能。马国强等[18]在2017年利用My SQL数据库进行数据采集储存,使用JAVA语言进行编程,采用浏览器/服务器框架设计,实现了主要面向医院工作人员的智慧医疗信息系统后台管理系统,基本实现了智慧医疗问诊系统的医院端后台管理、录入病患信息、网上挂号、发布诊断信息等功能。肖敏等[19]在2018年针对疾病诊断和个性化医生推荐进行研究,使用三层BP神经网络建立并得到了正确率为91.66%的疾病诊断模型。

随着大数据和人工智能技术的日益发展,以自动问答形式出现的技术产品层出不穷,如微软的小冰机器人、阿里的天猫精灵和小米的小爱同学等。但是,在医疗领域,当前主流的问诊系统大多以在线诊疗方式出现,如好大夫在线网、寻医问药网等。肖猛等[20]实现了面向中医证候的健康领域知识图谱构建以及基于该知识图谱建立的智能问答系统,该系统能够智能地完成一部分疾病的问诊任务,但对于多症状的复杂疾病问诊效果还有待提升。郭文龙[21]构建了基于中医方剂知识图谱的问答系统,该系统能较好地回答方剂和中药之间的关系,但对方剂和症状之间的辨证关系还需要进一步研究。

随着近些年来深度学习和大数据技术的迅猛发展,许多学者对基于中医问诊信息结合数据挖掘和模式识别方法的中医问诊辅助诊断系统进行了众多尝试,取得了一定成绩。但由于中医学以及问诊本身的特点,与脉诊、舌诊等规范化、客观化研究取得的成果相比,问诊的规范化研究刚刚起步,尚未取得突破性进展。专家系统对患者病史资料的采集及病历的录入归属于中医问诊部分,但专家系统中的这部分工作属专家系统所具备的基本功能,是专家系统的辨证论治服务,加之专家系统更注重的是诊断结果的正确性,大多忽略了临床问诊资料的规范化采集问题,所以此部分的问诊采集并没有完全按照中医问诊的规律和特点设计,也未见经过临床专家的针对性的检验和试用的报道。

(颜建军　徐　姿　王宏杰)

二、计算机问诊技能培训和训练考核系统研究及应用

20 世纪最伟大的发明之一就是计算机的出现及其技术的应用和发展。计算机硬件和软件的迅速发展、突飞猛进,随之带来的是计算机辅助技术的飞速发展和应用,尤其是进入新世纪以来,计算机的应用更是渗透至各行各业的各个领域,极大地促进了社会生产力的发展,方便了人们的生活。

随着电子计算机技术的日益发展和成熟,教育与信息技术的结合也越来越紧密,计算机辅助教学(computer aided instruction,CAI)就是这种技术应用结合的典型和具体应用。近几十年来,CAI 发展如火如荼,开发应用几乎涉及教育的各个领域、各个层次,各高等院校和科研院所更是走在时代发展的前沿,率先应用此类技术,成为技术应用研发的先行者和革命军。首先将计算机技术成功应用于教学研究的是美国。1958 年,美国 IBM 公司沃斯顿研究中心率先成功研发设计了世界上第一个计算机教学应用系统。在此后的几十年时间里,美国的计算机技术应用一直走在世界发展的前列,引领着行业发展的未来,此类技术的发展基本上是以美国计算机的发展和应用历史为主线。随后

西欧、日本等发达国家在该研究领域的成果也十分显著。不仅欧美、日本等主要发达国家十分重视计算机辅助教学的发展,印度、泰国、古巴、尼日利亚、巴西等发展中国家也加入这一发展的行列,分享着计算机辅助教学的研发成果,加快了各自教育现代化的步伐。

我国计算机辅助教学研究和应用起步较晚,但发展迅速,成果喜人,已经取得了一大批具体的应用成果,应用广泛,深刻地影响着我国的教学活动。

对学科内涵复杂的传统中医而言,由于缺乏充分的客观量化的标准和研究,更需要借助现代化技术的发展支撑以深入了解其本质。中医作为一门传统医学,中医现代化迫在眉睫,不管是医疗管理还是科学研究,计算机技术的应用应渗透到各个领域和各个层面,丰富相关的实践应用场景。

（一）计算机问诊训练与考核系统研究的意义

问诊是临床医师获取患者病情的重要途径。问诊又称为病史采集,是指临床医师通过询问的方式了解患者的症状、体征等生理、病理信息,以辅助临床诊断、治疗的一种方法。完整准确的病史,是正确诊断、处理疾病的前提。因此,作为一名合格的医学生及临床医师,学会和掌握问诊是重中之重,是不可忽视的一环,是应当且必须掌握的一项临床技能。那么,问诊教学的重要性就凸显出来,加强问诊教学的研究和应用是提高医学生问诊水平的前提和基础。

当前临床普遍存在问诊欠缺规范、问诊顺序混乱等问题,这很容易造成问诊要点遗漏,从而影响诊断与辨证。然而,目前有关问诊规范化的研究不多,因此亟待寻找有效的教学方法,解决问诊实践中存在的问题。

传统的教学模式多以教师为主导,以课堂教学为主,侧重于问诊内容的介绍,忽略了方法和技巧的培训,缺乏临床辨证思维过程的整体性、系统性的培养和训练。医学生在学习结束后往往只知晓知识点,而缺乏临床问诊技能,所以在临床实习时,往往会出现紧张、慌乱、束手无策、问诊语言不规范、方法不得当,不知从何问、怎么问、如何抓重点,并进一步深入询问等问题,从而使问诊内容不全面、重点不突出,缺乏针对性、重点性问诊内容,直接影响了对疾病的正确判断与认识,更遑论后续的诊断和治疗。

1964年,加拿大麦克马斯特大学的 Barrows 提出了一种新的医学教学模式,即医学模拟患者[22],是指接受专门训练的人员可以模仿一些疾病的病史和临床表现,并尽可能地模仿疾病应有的表现特征,比如态度、情感、心理等。随后,美国马萨诸塞州医科大学的 Stillmann 在这一概念的基础上提出了“标准医学模拟患者"的概念[23]。标准化病人(standardized patients,SP),又称为模拟病人(simulate patients),指那些经过标准化、系统化培训后,能准确表现患者的实际临床问题的正常人或患者,在教学活动中能够真实地表现患者应有的痛苦,并配合医学生的接待、问诊和体格检查,之后对学生的实际表现给予评分,指出学生的优点、遗漏或错误之处,当场纠正并反复训练他们。

实际上,标准化病人同时扮演了患者、教师和评价者的多重角色,在医学教学活动中起着巨大的作用,并因此得到了欧美等发达国家医学院校的广泛应用,成为一种十分流行的教学与考核形式。20世纪90年代,我国引入了这一先进的教学理念,进行了SP教学模式的探索与实践。

经过严格培训并合格的SP能达到与临床真实患者相同的教学效果,并且在依从性、可重复性及医患关系的建立等方面明显优于真实患者,具有良好的教学效果,为教学情境的拓展开拓了新的空间,应得到很好的推广和应用,但由于SP培训难、周期长、花费高、国内医学生数量巨大,难以得到很好的普及与广泛应用。

鉴于此种情况,国内多由老师担任标准化病人,充分利用了老师拥有丰富的临床和教学经验,且对学生熟悉的特点,可对学生进行针对性的训练和指导。也有在课堂上由学生担当标准化病人,人数多,可进行一对一的练习。学生在充当患者的时候,问诊内容、重点、顺序等知识也会因不断地重复而得到强化记忆。学生在变换角色后,更容易体会患者的心情,有利于换位思考,改善医患关系。但无论是教师还是学生充当标准化病人,严格意义上讲,都不是真正的标准化病人,与西方发达国家的标准化病人相去甚远,只能说是不同程度上的标准化病人。因为由教师或学生充当的标准化病人没有经过严格意义上的长时间培训和考核,也没有充分的资金作为保障,难以保证质量和长期的稳定性。其他的问诊教学方法还有案例式教学法、角色扮演法等,其本质上都是临床问诊情境的模拟和再现。总的问诊教学效果差别主要是由扮演角色的知识内涵、临床经验、表现力等因素决定的,而这些扮演角色通常都是临时的,并且水平不一,难以保证质量和持续性。

问诊学习的重点在于掌握方法,需要不断的反复训练和思维培养。这一实践性很强的知识技能的传授和掌握,非常适合通过计算机信息平台达成问诊训练学习与考核的目的,可克服国内无论是教师还是学生担任标准化病人所带来的弊端,并具有实时更新、内容丰富的特点,具有投入低、教学效果佳的优势。学生可反复练习，不受时间、空间的限制，作为新兴事物，也更易被学生和老师接受。

（二）计算机问诊训练与考核系统研究概况

伴随着现代科学技术的发展，计算机网络、语音识别、人工智能、虚拟现实等技术作为辅助教学的手段成为可能，国内已有专家团队开发出完整的虚拟问诊系统，系统通过人机交互、一问一答，使医学生可以对虚拟患者进行类似于现实中的临床问诊，虚拟患者会进行智能回答，进行输出，完成人机交互。虚拟患者问诊系统基于网络发布，不受场地、时间等限制，可重复练习，具有较好的稳定性。

相较于传统的教学模式，虚拟问诊训练系统具有更多的优势，实现了资源共享，为学生提供更多、更全面的内容，并可实时更新，反复练习，巩固相关知识，有利于临床问诊思维的建立。

20 世纪 90 年代，张泓等[24]设计研发了"诊断学计算机辅助教学软件"。它的问诊模块将计算机视为患者，学生通过人机交互，与计算机患者对话，模拟现实中的问诊，可反复强化问诊内容，以期达到医学问诊的规范化。该计算机软件充分利用了计算机的各项潜在功能，将高速数值计算、图形动画显示、推理分析判断融为一体，有利于激发学生的兴趣和调动他们学习的主动性。该软件可视为计算机辅助问诊教学的早期探索与尝试。

江澜等[25]在 Windows XP 平台上，采用了 Microsoft 公司的 Visual FoxPro 6.0 作为主要开发工具，研制了问诊技能训练软件，以辅助中医诊断的课堂教学。软件强调学习者对信息的主动建构过程，学生担当医生角色，电脑担当患者角色，通过人机交互的形式，充分利用计算机的多媒体功能模拟问诊情景。该软件使用时，学生通过文字输入方式询问与病情相关的问题，计算机作为"患者"，针对问题以文字显示形式做出相应回答，使用者通过"患者"的回答，结合所学知识，给出自己的判断，以文字形式输入电脑，电脑对此答案做出评价，如回答有误，则提供正确答案。这种一问一答的形式模拟了现实临床中医患之间的交流，能够达到训练学生问诊技能的目的。该系统的设计参照《中医诊断学》辨证章节中关于辨证要点的内容遴选，并由高年资中医老师进行确定，使用者问到 5 个以上关键问题时，才有资格在结论框中输入判断。该软件还有帮助功能，主要参考《中医诊断学》问诊部分症状的分析，分别列出需要询问的内容，并对其意义做出注释，以帮助学生强化理论学习，并通过规范问诊语句来避免因计算机无法识别输入信息而造成的问诊中断[25]。

马洪明等[26]为了帮助医学生掌握规范的问诊方法和技巧,设计了诊断学问诊训练软件。该系统收集临床典型病例资料,按照问诊规范和要求设计"问"和"答",采用 Visual C++设计软件,包含输入模块、应答模块、参考答案模块和管理模块。该系统的输入模块采用文本输入,自动采集输入文本的主题词,根据主题词组合与预先设计的"问"主题词组合是否匹配而调用应答模块的不同内容。应答模块包含提示模块和"答"模块,若第 1 次输入问诊内容没有与预先设计的"问"主题词相匹配,根据问诊的内容给予原则性提示;若第 2 次输入问诊内容没有与预先设计的"问"主题词相匹配,则给予指向性提示;若第 3 次输入问诊内容没有与预先设计的"问"主题词相匹配,则直接给予应该问诊的内容提示,确认后直接给出答案并调用参考答案模块。"答"模块按照患者病史的实际情况逐条设计"问"和"答",在学生输入问诊内容与预先设计的"问"主题词匹配或 3 次提示后给出。参考答案模块给出针对该条目,学生可以使用的问诊语言及答案,在学生输入问诊内容与预先设计的"问"主题词匹配或 3 次提示后同时给予,以便学生进行比对及思考问诊的过程。软件管理模块主要用于软件的管理和维护,便于老师扩展病历资料。

该系统通过简化分词方法,根据患者的病史资料,整理并设计"问"和"答"。针对"问"可能采用的语句,充分扩展,提取每个语句的主题词,只要输入文本包含这几个主题词,就认为其问诊内容符合规范,给出答案,让使用者能够比较自己的问诊与规范语言的差别,并思考自己问诊所存在的问题。系统设计的提示语言,能提示和指导使用者下一步该怎么问,使问诊能够进行下去,提高使用者的兴趣,通过反复训练就可以形成比较规范的问诊方法。该系统管理、扩展病例资料也比较简单,仅需要把病例资料按照模板提炼即可,使用方便。

虚拟现实(virtual reality)技术是一种新兴的综合多种科学技术领域的高新技术,是一种可以创建和体验虚拟世界的计算机仿真系统,它利用计算机生成一种模拟环境,是一种多源信息融合的、交互式的三维动态视景和实体行为的系统仿真,使用户沉浸到该环境中。

赵强等[27]为了帮助医学专业学生掌握规范的问诊方法和技巧,在诊断学仿真实验室系统中利用虚拟现实结合语义分析技术创建了虚拟问诊子系统。该系统由医学专家给出医学专业框架,联合计算机专家,利用服务器和网络技术作为系统软件载体,建立起可供积累、扩充、修订的"标准病例库",以缓解临床医疗实际情景与教学计划需要之间的客观矛盾和实际困难。该系统在使用过程中由用户通过键盘输入文本来和计算机交互,再通过"从文本到语音"技术将文本流畅地朗读出来。在前台的表现上,系统采用一个虚拟三维的虚拟人显示在屏幕上。在朗读时,根据当前发音字的声母,将虚拟人的口型切换至一个设定好的口型,实现朗读的声音和口型对应,增强现实感。该系统借助虚拟现实技术,可以彻底打破空间、时间的限制,为医学生提供生动逼真的诊断学问诊模拟实习的学习环境,使学生能够成为虚拟环境的一名参与者,突破问诊教学的重点和难点,在培养学生的实际操作技能和处理临床实际问题方面能起到积极的作用。

虚拟现实应用于教育是教育技术发展的一个飞跃。它营造了"自主学习"的环境,由传统的"以教促学"的学习方式代之为学习者通过自身与信息环境的相互作用来得到知识、技能的新型学习方式。

关慧波等[28]设计了"仿真问诊系统",对实际的患者案例建立了完整的数据库,对问诊进行了深入剖析,对问诊的相关模块进行了拓展,采用的是客户端与服务器端相互独立的结构,可满足众多客户端连接服务器端各自独立操作的要求,互不影响。同时,教师可在服务器端根据教学要求,随时修改,实时更新,同步到各客户端,从而实现了分布式集中处理,有利于管理和维护。该系统基于临床患者案例,具有真实性,有很大的现实意义,并且寓教于乐,使枯燥的学习活动变成生动有趣的实践活动,系统最后会对学生的诊断结果给出反馈,输出实际的患者诊断结果。

通过虚拟培训,不但可以加速学生对问诊基本知识的掌握,身临其境地切身体验和学习,提高学生的临床问诊能力,还大大降低了教学、培训成本,改善培训环境。最主要的是,虚拟培训颠覆了原有枯燥死板的教学培训模式,探索出了一条低成本、高效率的培训之路。

（三）计算机问诊训练与考核系统研究展望

到目前,计算机问诊训练与考核系统的开发与研究也有近 30 年的历史,并取得了一系列重要的成果,解决了问诊训练与考核的基本需求。但同时应看到目前单纯的计算机问诊训练及考核软件仍然较少,而且设计粗糙,不美观,有很多是夹杂在中医专家系统或辨证论治系统里,里面有一部分问诊的内容模块。目前的问诊训练与考核系统的研究多侧重于训练,考核有所欠缺,多是简单的信息反馈。在今后的研究工作中,训练与考核的研究应同时并举。训练与考核是相辅相成的,有了适时的反馈,也会促进训练所达成的教学效果。

未来问诊技能培训与考核系统的设计与开发应紧密联系时代的最新科学成果,比如人工智能、虚拟现实、脑科学等,开发出最贴近临床实际、最接近现实临床情境的问诊训练与考核系统。同时用户界面(UI)设计不可忽略,除了实现功能,更要美观,要把 UI 单独纳入系统的规划设计当中,多花一些精力和时间,使之赏心悦目。好的 UI 不仅让系统变得有个性、有品位,还让系统的操作变得舒适、简单、自由,充分体现系统的定位和特点。

(胡亮亮)

三、基于互联网的中医问诊应用

中医问诊在《黄帝内经》《难经》基础上,历经数代,不断完善,为现代问诊的研究和发展提供了丰富的内容和坚实的基础。近年来,随着计算机技术的发展及中医四诊客观化的开展,中医问诊的发展无疑又获得了新的契机[29]。互联网医疗是利用云计算、大数据等现代化信息技术手段搭建智能化信息应用平台,提供实时的在线疾病咨询、疾病风险评测、远程会诊治疗、身心健康教育、康养理念传播等多种形式的健康管理服务[30]。根据《互联网医院管理办法(试行)》第十二条命名规定的不同,国内互联网医院的主要运营模式应分为 3种:H 模式、H+I 模式、I 模式[31](H 指公立医疗机构,I 指互联网企业)。

国家卫生健康委员会于 2014 年发布了《关于推进医疗机构远程医疗服务的意见》[32],这是政府首次提出关于推进互联网医疗的文件。2020 年,国家卫生健康委员会办公厅发布了《国家卫生健康委办公厅关于在疫情防控中做好互联网诊疗咨询服务工作的通知》[33]。目前,政府已经通过了 9 份文件以大力促进互联网诊疗服务,远程医疗越来越受到重视。尤其在此次新冠肺炎疫情期间,居民前往医院就诊存在一定危险性与不便性,而远程医疗因其大程度减少了人员聚集、交叉感染的风险,在疫情期间发挥了重要作用。

(一)互联网医疗主流平台

2014 年政府文件发出以前,已有专业人士开始尝试互联网医疗,初期阶段以西医医疗集团居多,近年来,中医互联网医疗亦发展迅速,目前市场上活跃的医疗相关互联网平台已达数十家,如微医、小鹿医馆、甘草医生、大家中医、上医仁家、固生堂、君和堂、平安好医生、春雨医生、好大夫在线、问止中医等；另有一类平台主要针对部分特定群体，如抗癌卫士、瘤医生、肿瘤圈等，专门服务于癌症肿瘤患者[34]。

借鉴《互联网医院管理办法(试行)》中提到的 3 种模式[31]，对中医行业现有的互联网医疗平台进行分类。

1. H 模式　实体医院的线上延伸，互联网企业仅提供技术支持。大型三甲医院是公立医院，其运营属性为非盈利，主要目的是拓展诊疗模式，为患者提供多一些选择。其主要依靠医院本体微信公众号、医联云健康、微医等进行预约挂号、复诊。中医行业的 H 模式目前发展尚不成熟，尚未找到成熟案例。

2. H＋I 模式　实体医院与互联网医疗平台的资源融合。微医平台基于平台 5.8 亿次诊疗服务的海量数据，从患者的诊前、诊后服务切入，构建了智能医助机器人，旨在帮助改善就医流程、提高医生接诊效率。在诊前，患者可以通过智能医助了解相关医院、医生及科室信息，并可通过诊前预问诊初步了解患者情况。在诊后，智能医助可以为患者提供康复指导内容服务，还能根据患者情况推荐可在线咨询服务的专家，进行健康问题解答。不仅如此，微医还在村、镇、县三级，通过人工智能＋数字化的方式，构建了有序的分级诊疗。基于CDSS 提供 50 种疾病的标准化诊疗规范，并集成到云诊箱中配给村卫生室，手把手教村医看病；在乡镇创建了微医流动医院，将 100 种疾病的标准化诊疗方案集中到一辆车上，提供给乡镇卫生院的医生。有了流动医院，中国基层医疗最薄弱的"最后一公里"，得到了实质性的缓解[35]。

以固生堂、君和堂为代表的中医诊所，近年来也开始布局互联网医疗，实体中医门诊开始关注和开发基于互联网的中医诊疗平台，固生堂、君和堂等门诊部在疫情期间，借助其强大的资本力量，与腾讯互联网大厂技术合作，快速实现其线下门诊的互联网问诊平台，其药房可以直接快递上门，缓解了线下的压力，极大程度减少了人员聚集，交叉感染的风险。也正是因为互联网技术的应用和普及，君和堂在疫情期间组织了多次的医学直播，邀请国医大师、著名中医人，以及诸多西医界的专家针对新冠肺炎疫情进行线上交流讨论。固生堂也积极与其他线上平台合作，征集全国中医师，组织了固生堂中医在线义诊，在特别时期为武汉贡献出了一些力量，也正是互联网的强大和中医问诊的优势，使得更多渴望支援一线，却因各种限制无法前往的白衣天使，有了一处贡献自己力量的平台。

　　问止中医起源于美国硅谷,是全球首家人工智能中医诊所,如今在深圳有5家连锁店,基于10多年的积累,问止中医的研发团队开发出全球第一套成熟的中医人工智能辅助诊疗系统——中医大脑,问止中医的智能诊断系统主要还是基于问诊的问卷量表形式开展的,只要辨证准确,人工智能就可以通过海量数据库搜索匹配最佳组方。问止中医将人工智能带入中医诊所,不仅能够作为医师的诊断辅助工具,提升其临床水平,也可以开展中医网络问诊及其他远程医疗[36]。

　　据砍柴网报道,上医仁家是首个开通视频义诊的中医互联网平台,涵盖全国各三甲医院近万名中医生进行义诊服务,2020年1月30日上线首日义诊页面访问量增长近10倍,累计近千万次,注册用户增长13倍[37]。

　　3. I模式　互联网医疗平台的线下依托。在互联网医疗行业耕耘最久的,应当是2006年成立的好大夫在线,好大夫在线创建了多个互联网医疗领域的"第一",第一个实时更新的互联网医生数据库、第一个针对"医生服务质量"的患者评价系统、第一个专业的网上分诊系统、第一个电话咨询服务、第一个互联网院后疾病管理和线上复诊服务、第一个远程专家门诊服务等。好大夫在线拥有两个核心竞争力,一是平台上拥有21万实名注册的医生,其中84%是主治医师以上级别,78%来自三甲医院;二是患者服务量大,每天不重复的浏览者超过300万人,每天线上服务患者近30万人次,已经有近5 000万人上传过详细病历寻求医生的服务。可以说,对于医生、患者这两大核心群体,好大夫在线的覆盖率、服务量、服务满意度在行业中处于领先地位。2016年,好大夫在线在西部地区的宁夏回族自治区建立了网上诊疗试点——银川智慧互联网医院,成为中国网上诊疗领域的关键创新者和推动者,同时也成了近两年来监管部门在互联网医疗领域政策创新的重要"试验田"。好大夫在线在宁夏创新地建立了"远程专家门诊""家庭医生签约后服务"平台,推动了西部地区的"互联网+医疗健康"探索,也为行业带来了新思路。2018年上半年,李克强总理、孙春兰副总理都亲临宁夏,调研了"远程专家门诊",对其创新模式给予了充分的肯定[38]。

　　大家中医在其APP中,依据中医诊断学"十问歌"的内容,设计了一套基础而详细的问诊单,囊括常规所有的问诊内容。因经方在中医界享有举足轻重的地位,大家中医又专门为经方系统做了一套六经辨证问诊单,再结合其公司首推的人工智能辅助辨证,帮助青年中医师轻松提高临床水平。除此之外,大家中医还有一个广受好评的功能"随访复诊"[39]。借助互联网和大数据时代的便利,可以在平台上记载文字、语音、图片,甚至视频,一方面能够记录患者的就诊全程以及患者服药前后的所有细节变化,可以让医生在动态中学习成长;另一方面,大家中医随访复诊的功能也有助于推进国家长期鼓励的家庭医生政策、分级诊疗制度。

（二）互联网远程医疗特点

通过观察上述多家互联网医疗企业的发展理念和组织模式,可以发现诸多相似特点。

1. 优化就医流程,提高服务体验　患者可以从医生简介、问诊量、好评率、擅长方向以及不同的价位等,找到适合自己的医生,也可以通过平台职能推荐,选择最适合自己的医生。患者在平台填写详细问诊单,或是医生与患者直接文字、语音、视频沟通,在经过医生诊断后,可以在线直接为其开方。问诊是互联网诊疗重要的组成部分,医生通过查看患者提交的详细问诊单,了解到患者身体的基本情况,方便进行针对性更强的诊疗活动。

2. 平衡医疗资源　在疫情期间,即使医生身处几千里之外的美国,也可以通过问诊为武汉的一位疑似患者进行诊疗排除,这就是互联网时代为大家带来的便利。放在平时,互联网远程医疗平台更可以发挥出巨大的作用,比如青海省海东市平安区委区政府与小鹿医馆合作建设的平安正阳中医互联网医院是中国第一家获得政府批准的中医互联网医院[40],这使青海、甘肃等地的百姓不用出门便可以享受北上广一线城市高质量的医疗服务,大力解决了落后地区基层百姓的看病问题。

3. 降低各类成本,造福百姓　一方面,这类大型互联网医疗平台有能力与国内大型药企直接对接,用低成本获得质量有保证的药品,实惠了老百姓;另一方面,药企也可以通过医疗大数据来研发更多新药好药。这些互联网医疗平台将现代电子商务模式与传统零售业进行创新性融合,以现代化网络平台和呼叫中心为服务核心,以先进的直复营销理念配合卓越的供应链管理的方式及高效完善的配送体系,为消费者提供高品质的健康商品与服务保障。并具备货到付款、免费电话咨询等人性化举措,充分保证了患者的权益。

4. 与高新技术产业紧密结合　互联网时代高新技术产业蓬勃发展,人类医学必须紧扣潮流,中医作为从传统中走来的医学,必须以发展创新的眼光来审视未来,而不能陷入保守主义的泥淖,因此采取开放积极的态度,拥抱最前沿的高新技术,是这个时代下中医发展的主干道,人工智能等各类高新技术与中医的充分对接,正是传统与现代碰撞的典范,而这正是要以互联网医疗作为平台的。因此,互联网医疗的发展,势必能够反向促进各类医疗高新技术产业的蓬勃迸发。

(三)互联网远程医疗的优势与不足

1. **互联网远程医疗的价值和意义** 互联网远程医疗有很多特有的优势,就拿此次新冠肺炎疫情来说,平安好医生、微医、好大夫在线、丁香医生、阿里健康、京东健康、百度等均开展了免费问诊活动,为广大用户提供相关咨询和诊断。同时丁香医生从疫情爆发初期就开始了对相关数据进行统计分析,阿里巴巴、百度、腾讯也充分发挥其在大数据方面的优势,为疫情诊断、研究贡献力量。这些行动极大减轻了抗击疫情期间医疗资源的紧张状况,也减少了人员非必要的聚集,为疫情控制和研究做出了巨大贡献[41]。

除此之外,整个互联网医疗的价值体现在方方面面:由于我国的医疗资源向大城市倾斜严重,整体分布不均,基层医疗机构业务能力差距较大,患者的各种疑难杂症较多,鼓励远程医疗的发展对解决医疗资源不均提供了一条可行的通路。目前我国老龄化人口增加迅速,慢性疾病人口数量急速上升,老年人口医疗保健的缺口巨大,远程问诊、电子处方等服务需求大,远程医疗可以低成本地提供上述医疗服务,因此,远程医疗在我国蓬勃发展,是未来医疗的发展方向[42]。

2. **互联网远程医疗的不足** 现阶段,互联网远程医疗依然存在一些不足之处,互联网远程医疗应用了计算机、通讯、医学信息、物理及医学影像等多学科的前沿知识,是一门新兴的交叉学科,尚处于成长的阶段,不断在碰壁中前进。目前表现出的问题主要有没有建立一套相对完善的标准化体系、远程系统的建设各自为政、各家医院的信息系统不能兼容、用于信息传输的通道不同、开发各自的软件系统导致医院之间的患者医疗信息还不能共享[43]。

在远程医疗中,患者的敏感病史和诊断很容易通过语音和视频被其他无关人员得到。因此,远程医疗存在着泄漏患者个人隐私的可能性,侵害患者个人隐私的责任还没有具体的人来承担,网络的不确定性引起的远程医疗事故比较难处理[14],而目前社会主流的互联网医疗平台均为民营,缺乏相应的监督和管理。鉴于互联网医疗行为的模式特性及更高的风险性,医疗过失的认定标准应更加严格。企业也应该清晰地认识到,信赖关系的存在不仅是互联医疗工作的起点,也是互联网医疗行为得以顺利开展的关键性因素[44],承担起社会企业应有的责任和担当。

服务收费方面,互联网远程医疗项目目前没有统一的收费标准和劳务补偿,市场定价机制尚未有效建立,这也是阻碍互联网医疗服务长远发展的重要因素,互联网医疗行业目前仍然普遍缺乏清晰的盈利模式,部分互联网医疗服务企业仍迟迟没有找到稳定合理的盈利模式,持续亏损造成资金紧张、业务架构的频繁动荡和大幅裁员,甚至多数互联网医疗服务企业2016年净利润出现负增长,成本支出高于营收的情况[45]。在资本的支持下,各家互联网医疗企业也在私下暗暗较劲,参照之前共享单车平台之间、打车软件之间、外卖平台之间的烧钱大赛,谨防出现一家企业独大而对国内互联网医疗形成垄断。

针对我国互联网医疗发展,国家卫生计生委信息化工作小组[46]曾做过如下总结:① 互联网医疗已经具备市场化的环境,可以积极、稳妥地加以推广和实施。② 政府决策部门应尽快出台完整的政策法规,细化互联网医疗的行为标准,明确各方的权利和义务,规范互联网市场行为。③ 在互联网医疗市场化推进过程中,政府秉持公正,严格监督执法,增加网络安全的监管手段,完善诚信体系管制。④ 确保双向维权渠道畅通,对在互联网医疗活动中被伤害的一方,应依法提供维权救助渠道和手段,营造互联网医疗各方共赢,医患之间和谐守信的氛围,缓解"看病难、看病贵"的困局。⑤ 立法部门应加快医疗立法工作,精准解决医疗类法律法规杂乱、位阶低、管理效能差等问题,提升医疗卫生适应国家整体发展的需要。

人类社会经历了3个发展阶段:从蒸汽时代到电气时代,现在已经进入了信息技术时代,而信息技术时代正是以互联网为特点,生活当中方方面面都会围绕互联网这个核心点,彼此共联成为万物互联时代。那么,医疗作为人类社会的一个重要民生,自然也要加入这股大潮之中。在我国社会当中,民生医疗不仅有西医,还有中医,中医也要积极地拥抱互联网时代的到来。但是在互联网发展的过程当中,在中医互联网化的进程当中,也不能犯冒进主义的错误,应当要尊重中医自身的发展规律,不能因为要以互联网为纲目来动摇自身的内部的固有的发展规律。中国工程院副院长樊代明院士也曾强调过,互联网技术对于医学的帮助只能起到部分的作用,若想通过互联网及IT技术改变医学行为,那将非常危险[47]。

(牛兢斌　赵　进)

四、大数据及互联网 e十与中医问诊展望

（一）大数据

所谓大数据(big data)，指无法在一定时间范围内用常规软件工具进行捕捉、管理和处理的数据集合，是需要新处理模式才能具有更强的决策力、洞察发现力和流程优化能力来适应海量、高增长率和多样化的信息资产。随着大数据越来越高的曝光率，大数据时代已经来临，而且已经深入到了商业、IT及其他领域的决策中[48]。

在实施大数据分析项目之前，企业不仅应该知道使用何种技术，更应该知道在什么时候、什么地方使用。除了较早前就开始利用大数据的互联网公司，医疗行业可能是让大数据分析最先发扬光大的传统行业之一。医疗行业早就遇到了海量数据和非结构化数据的挑战，而近年来很多国家都在积极推进医疗信息化发展，这使得很多医疗机构有资金来做大数据分析。因此，医疗行业将和银行、电信、保险等行业一起首先迈入大数据时代。

（二）互联网医疗

近几年，医疗行业与互联网的联系愈为紧密，正焕发出新活力，呈现一片广阔前景。互联网医疗是互联网在医疗行业的新应用，是以互联网为平台和技术手段的挂号预约、医疗信息查询、医疗过程跟踪监测、在线疾病咨询、电子处方、远程会诊及康复等多种形式的医疗健康服务[49]。最近3年时间内，无论是苹果、谷歌、微软等全球的高科技公司，还是 BAT 等国内互联网巨头都在觊觎互联网医疗市场。

目前，互联网医疗呈现出医疗服务网络化、医疗信息数字化、可穿戴医疗设备普及化的特点。互联网医疗提供高效智能的信息化工作平台，将一部分线下的医疗活动转移为线上的服务与管理，为医务人员的工作提供了便利，节省了就医人员的时间成本。

随着互联网健康领域的发展，我们相信未来几年将可以实现通过各种可穿戴设备，收集人体生理数据，并上传到互联网云端，利用大数据技术进行分析和处理，将结果与医生或者用户同步，给出诊断或建议；医院也将逐步打通电子病历，让患者在不同医院的病历信息可以整合，这将有利于医生进行更为合理全面的诊断，甚至更为理想的情况下，通过可穿戴设备收集的健康数据和医院的电子病历数据打通，将能够为用户更加合理地进行健康预警或者更加

准确地进行诊断。如果互联网平台将用户的这些信息链接,并把医生资源连接到平台,有问题的用户将可以直接与医生进行远程沟通咨询。

（三）智能中医问诊

和西医相比,传统中医的普及和推广受到很多制约,其中很重要的一个因素就是对医生的临床经验要求较高,但是优秀的中医专家人数有限,且优秀的中医资源多集中在各省会城市,所以中医的门诊号非常紧张。医疗资源的不均衡和中医门诊特点使得患者得不到理想的就医环境。为了解决这些问题,在移动互联网和大数据的快速发展的大环境下,智能医疗的概念逐渐被人们所熟知。智能医疗是通过打造健康档案区域医疗信息平台,利用最先进的物联网技术,实现患者与医务人员、医疗机构、医疗设备之间的互动,逐步达到信息化。

问诊在中医四诊中居于一个相对较为重要的地位,是获取患者主诉等重要信息的主要途径之一,能够为准确辨证提供重要参考信息[50]。随着人工智能技术引入中医研究领域,中医智能化问诊系统的开发也随之而生,通过智能问答技术,可以实现智能中医问诊。智能问答技术以一问一答的形式,精确设计中医物联网终端患者所需要的提问知识,通过与患者进行交互,为用户提供个性化的医疗物联网中医问诊服务,从而有效快捷地收集患者问诊资料,中心处理服务器存储分析,供诊断所用。由上海中医药大学和华东理工大学共同研制的中医问诊智能系统,将计算机技术、智能信息处理技术和中医理论相结合,通过收集患者的基本信息、症状、望切诊、既往史、中医诊断和西医诊断等信息,并对这些信息进行数据管理统计、数据挖掘,利用多标记框架进行中医辨证分析,实现对患者的自动诊断[51]。

目前,国内市场上已经出现了问诊类移动医疗 APP,这类 APP 实际上是一个面向大众医疗的咨询服务平台,能够基本满足用户日常求医问药的需求。这类问诊 APP 一般具有以下几个功能[52]。

（1）咨询功能:身体不适、是否需要复诊、康复注意事项提醒等,患者都可以在关注自己的主诊医生后随时在家咨询医生。

（2）健康记录:患者每天记录自己的健康指标,形成统计图表反馈给医生,随时跟踪了解自己的健康情况。同时患者还可以上传自己的病历、检验检查报告等。

（3）自查功能:通过输入自己的症状,搜索引擎能在海量的数据库中找到相似的案例,这对于很多疾病的"早发现、早治疗"有着重大意义。

这些智能问诊类 APP 以移动互联网和大数据为基石,联系用户实际需求,在未来智能医疗领域有广阔前景。

(夏春明)

参考文献

[1] 周昌乐,张志枫.智能中医诊断信息处理技术研究进展与展望[J].中西医结合学报, 2006,4(6):560-566.

[2] 关庆维.名医关幼波后继有传人[A].中华中医药学会.中华中医药学会第十次中医药防治老年病学术交流会论文集[C].中华中医药学会,2012:3.

[3] 金二澄.计算机在中医药行业的开发与应用[J].中医药管理杂志,1994,4(5):28-30.

[4] 余靖.关幼波,鲍友麟.梁宗翰老中医专家系统[J].北京中医,1992,(4):54-55.

[5] 李华伟.邹云翔中医肾病诊疗专家系统的 C++实现[D].南京:南京中医药大学, 2004.

[6] 佚名.钱伯煊老中医治疗月经病电子计算机诊疗程序获得成果[J].中医杂志,1985, (3):21.

[7] 林钧华,成文武,李端,等.中医电脑疾病诊断系统对肝癌的诊断价值——附 138 例分析[J].上海中医药杂志,1994,(10):17-18.

[8] 陈德济,张景芳,朱学增.中医痹证计算机辅助诊断系统[J].计算机应用通讯,1981: 1-5.

[9] 丁敏.脑梗死中医证型标准化计算机辅助诊断系统[D].南京:南京中医药大学,2008.

[10] 李蕾,祁慧敏,杨凤霞.基于案例与模糊推理的中医诊断系统研究[J].信阳师范学院学报(自然科学版),2014,27(4):585-588.

[11] 秦中广,毛宗源.粗糙神经网络及其在中医智能诊断系统中的应用[J].计算机工程与应用,2001,37(18):34-35+74.

[12] 龚德平,高颖,唐涛.基于数据挖掘的数字化中医诊断系统[J].中国医学影像技术, 2003,19(S1):132-134.

[13] 高汉松,肖凌,许德巧.基于云计算的医疗大数据挖掘平台[J].医学信息学杂志,2013, 34(5):7-12.

[14] 刘维娜.基于 JavaME 和 J2EE 的小儿中医问诊系统的设计[J].计算机光盘软件与应用,2011,21:193.

[15] 王忆勤,钱鹏,许文杰,等.基于多标记学习的中医问诊智能系统[A].中华中医药学会.全国第十二次中医诊断学术年会论文集[C].中华中医药学会中医诊断学分会,2011: 14-19.

[16] 洪芳,滕龙,何建成.基于数据库的老年性痴呆中医问诊专家系统的研究[A].世界中

医药学会联合会.世界中医药学会联合会中医诊断学专业委员会成立大会暨第一届学术年会论文集[C].世界中医药学会联合会中医诊断学专业委员会,2014:247-249.

[17] 钟涛.基于复杂系统方法的慢性胃炎中医问诊证候建模研究[D].上海:华东理工大学,2014.

[18] 马国强,王哲.基于 JavaWeb 的智慧医疗问诊系统设计与实现[J].信息技术与信息化,2017,(9):105-106.

[19] 肖敏.基于大数据的问诊推荐系统的研究与实现[D].西安:西北大学,2018.

[20] 肖猛.面向中医证候的健康领域知识图谱构建与应用研究[D].长春:吉林大学,2019.

[21] 郭文龙.中医方剂知识图谱构建研究与实现[D].兰州:兰州大学,2019.

[22] Barrows HS. An overview of the uses of standardized patients for teaching and evaluating clinical skills. AAMC[J]. Academic Medicine, 1993, 68(6):443-451.

[23] Stillman PL, Swanson DB, Smee S, et al. Assessing clinical skills of residents with standardized patients[J]. Annals of Internal Medicine, 1986, 105(5):762.

[24] 张泓,纪岩文,张岩,等.诊断学课程的计算机辅助教学[J].中国高等医学教育,1996,(2):29-30.

[25] 江澜.中医问诊技能训练软件的设计和制作[D].成都:成都中医药大学,2007.

[26] 马洪明,马凤娟,吴鹏飞,等.诊断学问诊训练软件的开发与应用[J].中国高等医学教育,2011,(9):34-50.

[27] 赵强,左娅佳,房维强,等.诊断学仿真实验系统中应用 TTS 技术创建虚拟问诊功能的研发设计[J].电化教育研究,2009,(10):61-63.

[28] 关慧波,赵中楠,郭红微,等.仿真问诊软件的设计与实现[J].健康大视野,2013,21(8):553.

[29] 刘国萍,王忆勤.中医问诊理论的源流及发展[J].上海中医药大学学报,2008,22(3):21-23.

[30] 周烨.互联网医疗服务发展现状及标准化研究[J].标准科学,2018,(11):93-95+122.

[31] 王淼,何悦,张焜琨,等.国内互联网医院运营模式的比较[J].中国卫生资源,2020,23(2):110-113.

[32] 国务院公报 http://www.gov.cn/gongbao/content/2014/content_2792664.htm

[33] 国家卫生健康委办公厅 http://www.gov.cn/gongbao/content/2014/content_2792664.htm

[34] 彭曼,李广涛,倪明.癌症类 APP 的现状及未来展望[J].新闻传播,2016,(17):27-29.

[35] 孟海忠.AI 极速问诊亮了[J].创新世界周刊,2020,(3):22-23+8.

[36] 问止中医官网 http://techtcmclass.com/franchise/

[37] 砍柴网 https://baijiahao.baidu.com/s?id=16587776764855264228wfr=spider&for=pc

[38] 好大夫在线官网 https://www.haodf.com/info/aboutus.php

[39] 大家中医官网 http://www.dajiazhongyi.com/

[40] 小鹿医馆官网 http://www.xiaoluyy.com/xiaoluyyweb/xiaoluweb/about-us.html

[41] 刘旷.阿里健康、平安好医生、微医们纷纷扛起抗疫大旗[J].大数据时代,2020,(2):60-65.

[42] 高勇,安维,郭艳,等.远程医疗系统的应用现状与发展[J].价值工程,2019,38(30):121-122.

[43] 刘翔,朱士俊,李信春.我国远程医疗发展现状、难点和对策分析[J].中国医院,2004,8(6):8.

[44] 张爱艳.互联网医药中的犯罪问题[A].中国犯罪学学会预防犯罪专业委员会,上海政法学院刑事司法学院-警务学院.犯罪学论坛(第五卷)[C].中国犯罪学学会预防犯罪专业委员会,2018:768-777.

[45] 任俊鹏,刘渠.我国"互联网+医疗"服务行业发展研究[J].无线互联科技,2018,15(13):32-34.

[46] 王爽,李扬,白松,等.互联网医疗发展的相关建议[J].中国医院,2016,20(6):13-15.

[47] 吴红月.互联网推动医疗健康"泛医疗化"[N].科技日报,2015-7-2(9).

[48] 王昌元.大数据分析与大远程医疗[J].中国医学文摘(皮肤科学),2016,33(1):17-19.

[49] 时伟康."互联网+医疗"的发展现状、特征及趋势分析[J].新闻研究导刊,2016,7(8):241.

[50] 罗瑞静,何建成.中医智能化问诊系统开发及应用前景[J].时珍国医国药,2014,25(7):4.

[51] 王忆勤,郭睿,颜建军,等.基于多标记学习的中医问诊智能系统[A].中华中医药学会.全国第十二次中医诊断学术年会论文集[C].中华中医药学会中医诊断学分会,2011.

[52] 李轶.国内问诊类移动医疗 APP 软件功能分析与评价[J].中华医学图书情报杂志,2015,24(12):63-65.